Grübeln stoppen

W0182180

Wie du negative Gedanken loswerden, innere Blockaden lösen und das Gedankenkarussell stoppen kannst

Über die Autorin

Menschen zu helfen - das ist, wie sie selbst sagt, ihre größte Leidenschaft. Die Hamburger Psychologin und Autorin, Dr. Ina Brunnlandt interessierte sich schon in ihrer frühen Jugend für die Erforschung der menschlichen Psyche. Nach dem Abitur gab es für sie nur ein Ziel: Expertin auf dem Gebiet der Psychologie zu werden. Nach dem erfolgreiches Abschluss Ihres Studiums, und dem Erreichen des Doktortitels in Psychologie, machte sie ein mehrjährige Weiterbildung zur psychologischen Psychotherapeutin.

In ihrer beruflichen Praxis bekam sie es im Laufe der Jahre immer wieder mit depressiven Menschen zu tun und befasste sich intensiv mit Forschungen über die Entstehung von depressiven Erkrankungen.

Im Zuge von Studien, die sie gemeinsam mit Kollegen in ganz Deutschland durchführte, gelang es ihr, einen direkten Zusammenhang zwischen übertriebenem Grübeln und der Entstehung von Depressionen und anderen psychischen Krankheiten nachzuweisen.

Inspiriert von den Ergebnissen der Studien, schenkte sie den Vorbeugungsmaßnahmen gegen depressive Verstimmungen immer mehr Aufmerksamkeit und beschloss, ihr berufliches Handeln ganz auf diesen Themenkomplex auszurichten.

Nachdem Sie vielen Menschen in Ihrer Praxis bereits Wege und Möglichkeiten aufzeigen konnte, dem Grübelzwang zu entkommen, beschloss Ina Brunnland im Jahr 2020, ihr Wissen und ihre Erfahrungen in diesem Bereich auch in Form eines Ratgebers zu veröffentlichen.

Ihr Ziel dabei ist es, möglichst viele Menschen zu erreichen und ihnen eine einfache und wirkungsvolle Strategie an die Hand zu geben, ihre negativen Gedankenspiralen zu überwinden.

Inhalt

1. Einleitung

„Wie konnte ich das nur tun?“

„Warum habe ich damals nicht …?“

„Was mache ich jetzt nur?“

„Warum kriege ich absolut nichts auf die Reihe?“

„Warum bin ich nicht stark/ attraktiv/ intelligent/ selbstbewusst genug, um …?“

Schießen Dir auch immer wieder solche Gedanken durch den Verstand? Zerbrichst Du Dir über derartige Fragen den Kopf und wälzt Du immer wieder die gleichen Probleme ohne je zu einer Lösung zu gelangen? Das Einzige, was Dir am Ende bleibt sind Mutlosigkeit, schlaflose Nächte und Kopfschmerzen? Wenn es Dir so oder so ähnlich immer wieder ergeht, dann leidest Du unter akuter Grübel-Sucht.

Was eigentlich ganz lustig und harmlos klingt, kann sich leicht zu einem echten Problem entwickeln, das negative gesundheitliche Folgen mit sich bringen kann und die Lebensqualität erheblich beeinflusst. Möglicherweise kann dieses zwanghafte Wälzen von Gedanken und Selbstvorwürfen sogar in einer handfesten Depression enden – wenn es nicht sowieso ein Zeichen für eine bereits vorhandene entsprechende Erkrankung ist. Zumal zwanghafte Besorgnis, wie sie kennzeichnend für das Grübeln ist, vorhandene Probleme nur noch schlimmer macht.

Häufig haben Betroffene schon zahlreiche Selbstversuche unternommen, um das verhängnisvolle Gedankenkarussell zu stoppen – aber ohne echten Erfolg. Denn die Grübel-Gedanken-Ketten entziehen sich einfach Deiner Kontrolle. Geht es Dir ebenso? Kein Wunder, denn alleine aus diesem fatalen Hamsterrad auszusteigen, kann wirklich sehr schwer sein. Zumal die „analytische Lähmung“, die mit intensiver Grübelneigung Hand in Hand einher geht, es Dir unglaublich schwer macht, ins Handeln zu kommen.

Dabei gibt es inzwischen zahlreiche hilfreiche und ausgesprochen wirksame Methoden, um das Grübeln in den Griff zu bekommen. Entwickelt wurden sie von Wissenschaftlern und Therapeuten, die gezielt nach Optionen geforscht haben, um Betroffenen wieder mehr

Lebensfreude und Zufriedenheit zurückzugeben.

Die effektivsten neuen Übungen, um Dich von den ständig kreisenden Gedanken endlich zu befreien, habe ich in diesem Ratgeber für Dich gesammelt. Mithilfe eingängiger Beschreibungen und Schritt-für-Schritt-Anleitungen kannst Du zum einen selbst entscheiden, welche für Dich genau die richtigen sind. Andererseits kannst Du sie so zu Hause direkt selbst durchführen und das Gedankenkarussell nachhaltig stoppen.

Ein wichtiger Schwerpunkt liegt dabei auf den sogenannten „Achtsamkeitsbasierten Ansätzen" – denn diese stellen die nachhaltigste Art und Weise dar, gegen den Stress im Kopf anzugehen. Der Gedanke dahinter ist, dass sich das Grübeln am besten abstellen lässt, wenn Du begreifst, dass Gedanken einfach nur Gedanken sind – und keine Tatsachen!

Du wirst feststellen, dieser Grundgedanke zieht sich durch diesen Ratgeber hindurch. Denn um Grübelgedanken als das zu begreifen, was sie sind, ist ein fundiertes Wissen entscheidend. Insofern wirst Du zunächst einmal erfahren, was Grübeln überhaupt genau ist und was daran so gefährlich ist. Konkret: Wieso es sogar

Deiner Gesundheit schadet. Weil Grübeln aber auch ein Indiz für ein potenzielles seelisches Leiden sein kann, ist es entscheidend, die Grenzen zu erkennen. Wann genau handelt es sich einfach „nur“ um Grübeln und wann grübelt man, weil eine andere Erkrankung dahinter steckt? So hast Du es in der Hand, gegebenenfalls selbst zu erkennen, wann weitere Hilfe nötig ist.

Anhand einer klaren Einteilung der Übungen gegen die kreisenden Gedanken in kurz-, mittel- und langfristige Maßnahmen, kannst Du quasi umgehend damit loslegen, Dir sofort Erleichterung zu verschaffen. Und Du hast zudem die Möglichkeit, Dich nachhaltig von diesem Stress zu befreien – damit Du es bald auch so halten kannst wie Abraham Lincoln:

„Halte dir jeden Tag dreißig Minuten für deine Sorgen frei –

und in dieser Zeit mache ein Nickerchen …“

2. Rumination

Ob man es nun als Grübeln, Brüten, Sinnieren oder sich Sorgen bezeichnet – dieses Phänomen der ständig um ein oder mehrere Probleme kreisenden Gedanken ist zermürbend. Laut einer DAK-Umfrage aus dem Jahr 2013 leidet inzwischen jeder Vierte in Deutschland darunter; Tendenz steigend. Weil Grübeln besonders gerne beim Zubettgehen auftritt, zieht es häufig Schlaflosigkeit nach sich – und diese wiederum hat sich in den letzten Jahren zur Volkskrankheit Nummer Eins entwickelt.

Wer nun allerdings glaubt, dass Grübeln ausschließlich ein Problem der heutigen Zeit ist, der liegt falsch. Bereits Buddha befasste sich vor etwa 2.500 Jahren mit dem Thema. Allerdings kommt Grübeln heutzutage gehäuft vor und scheint in einem engen Zusammenhang mit Stress zu stehen. Obwohl es in aller Munde ist, gibt es interessanterweise keine einheitliche Definition des psychopathologischen Symptoms Grübeln. Ursache hierfür ist die Tatsache, dass die Grenzen zwischen Grübeln im Sinne von starker Besorgnis (die völlig normal ist) sowie von zwanghafter Besorgnis (die Krankheitswert hat) fließend sind. Während man bei ersterer noch aufhören kann mit dem Nachdenken, ist einem im zweiten Fall die Kontrolle bereits entglitten. Bei der krankhaften Form steht eine intensive und ständig wiederkehrende (repetitive) Selbst-Reflexion im Zentrum.

Grübeln kommt vom althochdeutschen Begriff für graben und wurde bis zum Anfang des 19. Jahrhunderts auch eher in einem neutraleren Sinne verwendet, für eingehendes Nachdenken über etwas – gedanklich in die Tiefe gehen. 1807 wurde erstmal der Begriff Grübelsucht im Zusammenhang mit einer seelischen Erkrankung verwendet; 1869 definierte der damalige Direktor der Berliner Charité Prof. Dr. Wilhelm Griesinger Grübeln erstmal als Krankheitssymptom, nämlich als „anhaltend sich aufdrängende Zwangsvorstellung in Frageform“.

Seither gibt es eine intensive Forschung hierzu, der verbindliche internationale Fachbegriff ist „Rumination“ (zu unterscheiden von dem Krankheitsbild im Bereich der Gastroenterologie!). Eine ausgesprochen bildhafte Benennung, denn das lateinische ruminatio bedeutet „wiederkäuen“. Hiermit steht also der Aspekt der wieder und wieder kreisenden Gedanken im Vordergrund.

Und es fällt den Betroffenen wirklich unendlich schwer, ihren Geist zu beruhigen und abzuschalten. Besonders dann, wenn wir eigentlich gerne entspannen und eine Pause machen würden. Abends auf dem Sofa oder beim zu Bett gehen. So manchem hat die Grübelei sogar das lange geplante Wellness-Wochenende vermiest, weil die negativen Gedanken sogar bei einer teuren Wohlfühlmassage nicht aufhören. Kein Wunder, denn es handelt sich bei der zwanghaften Besorgnis um ein echtes Störungsbild, dem man mit so lapidaren Tipps wie „Mach dir positive Gedanken!“ nicht beikommen kann. Kein Wunder, wenn sich viele Betroffene dann nicht ernst genommen fühlen! Dies gilt aber ebenso bei gutgemeinten Ratschlägen zur Lösung des vermeintlichen Problems, z.B. der Art „Warum finde ich keinen Partner? Warum bin ich so unattraktiv?“ – „Kauf Dir was Schickes, nimm ab und geh am Wochenende aus.“ Herzlichen Dank für das Gespräch, die eigentliche Selbstunsicherheit hinter den Grübelfragen wurde letztlich ignoriert. Zudem wird dann schnell noch etwas anderes klar: Das bewusste Unterdrücken der kreisenden Gedanken hat genau eins zufolge: Sie werden lediglich noch mehr und nachdrücklicher!

In Sachen Gedanken wälzen braucht es also schon ausgeklügeltere Strategien. Die gute Nachricht ist aber: Egal wie schlimm, Du kannst Dein Grübeln abstellen! Schon jetzt übrigens. Stell Dir mal vor, das Haus, in dem Du bist, würde gerade brennen. Würdest Du beim Rauslaufen Deinen Grübelgedanken nachhängen? Nein! Genau. Dein Verstand hätte in so einer Situation ganz sicher keine Zeit für dafür. Du siehst, Du bist den Gedanken ganz sicher nicht ausgeliefert – auch wenn es sich vielleicht ganz oft so für Dich anfühlt. Du kannst sie kontrollieren!

3. Daten, Zahlen, Fakten

Erst einmal: Glückwunsch! Du bist nämlich vermutlich recht intelligent, schließlich ist Grübeln eine Form besonders intensiven Nachdenkens. Unglücklicherweise ist Grübeln jedoch nicht auf die Lösung eines konkret vorliegenden Problems gerichtet, sondern die Gedanken kreisen unaufhörlich um Deine eigene Person. Hierbei geht es um eine exzessive Selbstbetrachtung.

Und wie alles, das irgendwie aus der Bahn gerät, hat auch Grübeln negative Konsequenzen: Dein Verstand ist so blockiert, dass Du nicht mehr Dein volles Leistungspotenzial ausspielen kannst – mit entsprechenden Auswirkungen z.B. in der Ausbildung, im Studium, im Job. Außerdem werden genau die neuronalen Bahnen, die für Depressionen und Angst wichtig sind, zu regelrechten Autobahnen ausgewalzt. Und es bringt Dich einer Problemlösung keinen Schritt näher – tatsächlich verschlimmern die kreisenden Gedanken alles nur noch mehr.

Grübler auf dem Vormarsch

Aber keine Sorge, Du bist mit diesem Problem nicht allein auf der Welt! Insgesamt gesehen scheint Grübeln sogar auf dem Vormarsch zu sein, was mit unseren heutigen Lebensbedingungen in Zusammenhang zu stehen scheint. Laut einer in den USA durchgeführten Studie, für die 1.300 Personen unterschiedlichen Alters und Geschlechts befragt worden sind, grübeln „gerade einmal“ rund 52 % der mittleren Generation – bei den jungen Erwachsenen sind es sogar satte 73 %! Das Ergebnis ist zudem in einem engen Zusammenhang zu sehen mit einer höheren Anzahl von behandlungsbedürftigen Depressionserkrankungen bei nach 1955 geborenen Personen.

Wer glaubt, dass dies lediglich ein Phänomen in den USA ist, der irrt: Bei einer Analyse der Gründe für Krankschreibungen, die die DAK unter 3,1 Millionen Mitgliedern durchgeführt hat, zeichnete sich klar ab, dass seelische Störungen ein enormes Problem geworden sind – Tendenz steigend. Und zwar ausgerechnet in der Gruppe der 15- bis 19-Jährigen! Nachweisen ließ sich ein Anstieg von 70-90 % feststellen!

Woran erkenne ich, dass ich zum krankmachenden Grübeln neige?

Das ist ganz einfach: Wie lange grübelst Du in etwa? Mehr als 10 Minuten, ohne dass eine Lösung sich abzeichnet? Dann bist Du ein notorischer Grübler, der auch nach 1.000 Minuten keinen Schritt weiter ist.

Professor Mark Williams, ein englischer Depressionsforscher, hat ein weiteres praktikables Beispiel parat. Er vergleicht Grübeln mit Autofahren: „Wenn Sie zum dritten Mal um denselben Block fahren, dann haben Sie sich wahrscheinlich verfahren. Genauso ist es mit dem Grübeln: Wenn Sie schon zum dritten Mal über dieselbe Geschichte nachdenken, grübeln Sie wahrscheinlich."

Und? Wie oft denkst Du über dieselbe Geschichte nach?

Warum grübeln wir?

Intensives Nachdenken dient zunächst einmal dazu, Ereignisse und Situationen, die uns emotional bewegt haben, zu verarbeiten. Ein ähnliches Bedürfnis steht dahinter, wenn Dir Freunde oder Bekannte von Missgeschicken erzählen oder einem besonders gruseligen Film, den sie sich angesehen haben. Man will begreifen, was da (mit einem) passiert ist, um für die Zukunft zu lernen. Es ist so ein bisschen wie mit dem Computer: Beim ersten Aufhängen warst Du vielleicht ziemlich ratlos und hast einen Freund um Rat gefragt. Der empfahl Dir: Ausschalten und neu starten. Beim nächsten Mal wird das Deine erste Option sein.

Dauer des ganzen Nachdenkens: etwa 20-30 Minuten. Nach Finden der Lösung oder weil man sich ablenkt.

So funktioniert reflektiertes Denken – Du hast einen Vorgang verstanden, ihn eingeordnet und hast Handlungsmöglichkeiten für den Fall der Fälle. Genau DAS ist der Gegensatz zum Grübeln. Denn hier stehen keine klar definierten Probleme und handlungsorientierte Lösungen im Vordergrund, in den allermeisten Fällen dreht sich bei diesen Gedanken nämlich alles um Selbstvorwürfe, vermeintliche Schuld und Scham. Also: Wie konnte ich nur …? Warum habe ich damals bloß …? Warum mögen mich die anderen nicht?

Auch hier will das Gehirn durch intensives Nachdenken eine Lösung finden – in der Hoffnung, durch eine genaue Analyse das negative

Gefühl zu vertreiben. Doch durch die Art der Fragestellung ist das aber bereits von vornherein unmöglich. Alles mündet stets in Selbstbeschuldigungen und Herabsetzungen. So dreht sich die Negativspirale munter weiter … Denn wieder und wieder gehst Du die genau gleichen Gefühle und Gedanken durch, kommst zu den gleichen Ergebnissen und bleibst am Ende traurig, entmutigt und erschöpft zurück oder schläfst schließlich doch durch Übermüdung ein.

Dauer des Ganzen: Tage, Wochen, Monate … Nebeneffekte: Deine Stimmung ist gedrückt, traurig, mutlos. In so einem Zustand ist es unendlich schwer bis unmöglich, an positive Erfahrungen zu denken und dadurch das Gedankenkarussell zum Stillstand zu bringen. Und es geht weiter und weiter und weiter … Denn das Gehirn möchte eine Lösung finden, kann aber diese Probleme nicht verarbeiten und im Folgenden loslassen.

Grübelprozesse lassen sich übrigens auch mit bildgebenden Verfahren darstellen, insofern kennen Wissenschaftler inzwischen genau die Areale im Gehirn, die beim Grübeln besonders aktiv sind und „funken“ – vor allem ist das limbische System aktiv. Dieses ist stammesgeschichtlich ein besonders alter Teil unseres

Gehirns, der z.B. für die Steuerung von Emotionen zuständig ist, aber ebenso für unser Gedächtnis. Die hier befindliche Amygdala speichert vor allem Ereignisse, die uns gefühlsmäßig sehr bewegt haben und ist wesentlich für Angst- sowie Panikreaktionen.

Genau diese Verortung wiederum zeigt aber auch, wie sich das Grübeln wirklich effektiv und nachhaltig verändern und stoppen lässt. Hier geht es nach dem Prinzip „oben sticht unten". Wenn es Dir gelingt, die Hirnrinde zu aktivieren, setzt Du das limbische System Schach matt! Und das ist gar nicht mal so kompliziert wie es klingt, denn die Hirnrinde ist für höhere Hirnleistungen zuständig. Und genau die kannst Du mit den Übungen aktivieren, die ich für Dich in diesem Ratgeber zusammengestellt habe.

Worum geht es beim Grübeln?

Grübeln ist nicht gleich grübeln! Tatsächlich unterscheiden Fachleute genauer zwischen Grübeln und sich Sorgen. Beim Grübeln geht es einerseits um persönliche Fehler und Geschehnisse, die in der Vergangenheit passiert sind. Ihnen ist gemein, dass sie sich nicht mehr ändern lassen. Aber auch schwammig definierte Probleme, abstrakte Gedankengänge sind

Gegenstand des Grübelns, etwa: „Warum schaffe es nicht, einen passenden Partner zu finden?“ Die Lösung ist nicht möglich – was ist „passend“? „Warum schaffe ich es nicht richtig fröhlich zu sein?“ – diese Fragestellung ist ebenfalls zu abstrakt. Am Ende lauern dann exzessive Selbstkritik oder Gedanken, mit denen sich der Betroffene selbst niedermacht.

Typischerweise handelt es sich beim zwanghaften Grübeln vor allem um Fragen nach dem „Warum?“. Dabei hat das Brüten über etwas aber auch einen – meist wenig beachteten – positiven Nebeneffekt: Man vermeidet es so zugleich effektiv, sich mit der Umwelt aktiv auseinanderzusetzen …

Während Grübeln sich um Vergangenes oder Gegenwärtiges dreht, sind die Gedanken beim sich Sorgen dagegen in die Zukunft gerichtet. Ein Beispiel wäre etwa: „Was mache ich nur, wenn …?“ Bei diesen Überlegungen sollen mögliche zukünftige Gefahren aufgedeckt und vermieden werden.

Typische Themen, die zwanghafte Grübler triggern sind:

- Entscheidungen (anstehende bzw. bereits getroffene)
- Der Wert der eigenen Leistung
- Konflikte und Streitigkeiten
- Das Selbstbild (unter dem Aspekt: Wie nehmen mich andere wahr?)
- Sorgen um die Zukunft
- Die Vergangenheit, häufig die eigene Kindheit
- Philosophische Fragen (gerne: Der Sinn meines Lebens)

Neben negativen Affekten kann ebenso Stress ein Auslöser sein. Die Aufstellung der häufigsten Grübel-Anlässe weist bereits klar darauf hin, welches Thema eigentlich im Hintergrund steht: Angst. Sei dies nun bewusste Angst, die als Nervosität, akute Furcht oder Sorgen wahrgenommen wird, oder auch echte Angstzustände oder Phobien.

Wer das Grübeln nachhaltig beenden möchte, benötigt insofern mehrere Strategien. Einerseits sind kurzfristige Maßnahmen wichtig, um das belastende Nachdenken über das Warum zu beenden. Aber langfristigen Erfolg wirst Du nur dann haben, wenn Du zugleich auch langfristig agierst und die zugrundeliegende Angst bekämpfst.

Wieso halten die traurigen Gedanken so lange an?

Eine hochinteressante Studie der Universität Leuven, Belgien erklärt, wieso uns unsere Grübelgedanken wieder und wieder verfolgen und beschäftigen. Befragt wurden hierzu 233 Schüler, die angeben sollten, wann sie zum letzten Mal ein bestimmtes Gefühl (27 standen zur Diskussion) empfunden haben und wie lange dieses andauerte. Das Ergebnis war verblüffend, denn es zeigt, dass manche Gefühle uns länger beschäftigen als andere. Selbst Emotionen, die recht nah verwandt sind, können uns völlig unterschiedlich mit Beschlag belegen.

Das Ergebnis: Schuldgefühle verfolgen uns länger als Scham, Sorgen mehr als Angst. Der unangefochtene Spitzenreiter ist allerdings Traurigkeit. Dieses Gefühl hält uns im Durchschnitt ganze fünf Tage bzw. 120 Stunden gefangen. Auf Platz zwei, aber deutlich abgeschlagen mit 60 Stunden, ist der Hass.

Die Forscher konnten glücklicherweise auch den Grund dafür identifizieren, wieso manche Emotionen so viel länger andauern. Entscheidend ist das Grübeln. Gehen Emotionen damit einher, verfolgen sie uns wesentlich länger.

Fazit: Der Rat „Mach dir positive Gedanken“ ist ein zweischneidiges Schwert. Denn erst wenn das Grübeln gestoppt wird, haben wir wieder den Kopf frei für Positives.

Wann tritt Grübeln verstärkt auf?

Um diese Frage zu beantworten, ist es wichtig sich klar zu machen, dass es beim Grübeln sowohl einen Anlass bzw. Auslöser sowie eine Ursache gibt. Die Ursache, also der Grund, weshalb wir zum Grübeln neigen, sind zumeist unverarbeitete Ereignisse oder Empfindungen. Diese lösen die unangebracht heftige Selbstkritik aus.

Auch wenn sich viele passionierte Grübler dessen nicht bewusst sind, gibt es für akutes Brüten aber meist einen Trigger. Etwa wenn ein Kollege Deine Arbeit kritisiert oder sogar Dich persönlich. Das aktiviert Dein ohnehin schon angeknackstes Selbstbewusstsein und das wiederum ist neues Futter für Dein Gedankenkarussell.

Insofern ist der Beruf ein typisches Feld, das Grübelattacken auslöst. Aber auch Partnerschaft, Freundschaft oder Kinder bieten zahlreiche Anlässe, etwa weil man fürchtet, nicht gut genug zu sein. Weitere Punkte sind Unzufriedenheit mit dem eigenen, vermeintlich unperfekten Körper sowie das Gefühl, zu wenig Geld zur Verfügung zu haben oder der Gedanke, dass man den Traumjob verpasst hat. Aber ebenso kann ein Bedürfnis nach schnellen Lösungen heftiges Grübeln hervorrufen.

Frauen liegen klar vorne

Last but not least: Hättest Du es gewusst? Zumindest in Bezug auf Grübeln besteht ein eindeutiger Geschlechterunterschied. Hier stellen die Frauen die Mehrheit. Offenbar sind sie deutlich stärker gefährdet, eine Grübelneigung zu entwickeln, als Männer. Höchstwahrscheinlich hängt dies damit zusammen, dass sie diejenigen sind, die neben einem Job zumeist auch hauptverantwortlich sind für die Finanzen, die Familie sowie die Gesundheit ihrer Lieben.

Allerdings brüten sie meist über die Mehrdeutigkeit menschlicher Beziehungen nach. Ein typisches Beispiel: Eine Mutter bringt ihr Kind zum Kindergarten, dort wird sie von den anderen Müttern nicht beachtet. Sofort fühlt sie sich schlecht und fragt sich: Warum können die anderen mich nicht leiden? Statt zu handeln und z.B. auf die anderen Frauen offensiv zuzugehen, beginnen Frauen klassischerweise zu grübeln.

Männer sind deutlich anders gestrickt, sie kommen leichter ins Agieren. Ihre bevorzugte Devise: Dübeln statt grübeln. Werden allerdings beispielsweise ihre persönlichen Ziele gefährdet, kommen auch sie ins Nachdenken.

4. Grübler leben gefährlich!

4.1 Auswirkungen auf Deine Gesundheit

Wäre Grübeln einfach nur eine etwas lästige Angewohnheit (wie etwa immer unbedingt nochmal kurz Pipi, ehe im Kino der Film endlich startet), dann wäre es nicht weiter dramatisch. Unglücklicherweise hat Grübeln jedoch jede Menge „Risiken und Nebenwirkungen"! Im Klartext: Es kann Dich nicht nur schrecklich unglücklich, sondern auch richtig krank machen! Typische Konsequenzen sind beispielsweise:

- Schlafstörungen
- Konzentrationsschwierigkeiten
- chronische Müdigkeit
- schlechte Laune
- Magenverstimmung
- Verspannungen
- ...

Doch damit nicht genug, denn es treten zudem noch Symptome auf, die das Allgemeinbefinden nachhaltig beeinträchtigen, etwa:

- Angstzustände
- Sinkendes Selbstbewusstsein
- Zunehmende Frustration
- Ein Gefühl der Lähmung, Ohnmachtsgefühle

Diese Kombination macht Grübeln zu einer wirklich gefährlichen Angelegenheit, denn um dem Gedankenkarussell zu entkommen, greifen manche Menschen nach jedem Strohhalm. Sie versuchen, die unaufhörlich kreiselnden belastenden Gedanken mit Alkohol oder Beruhigungsmitteln in den Griff zu bekommen und sind deshalb häufig abhängig von Schlaftabletten. Insofern besteht für Grübler ein erhebliches Suchtpotenzial!

Eine im Jahr 2014 veröffentlichte Studie konnte sogar einen Zusammenhang mit Komasaufen und Fressanfällen aufzeigen. Liegt das Verhalten bereits vor, ehe die Grübelfalle zuschnappt, so verstärkt das Brüten dieses gesundheitsschädliche Verhalten nachhaltig.

Ebenso werden Beziehungen zu Freunden und Verwandten durch die immer gleichen, unguten Gedanken belastet. Die ständig schlechte Laune des Grübelnden, dessen Unfähigkeit, den anderen wirklich zuzuhören ist auf Dauer schwierig auszuhalten. Dies kann so weit gehen, dass diese sich tatsächlich vom Grübler abwenden oder dieser den Kontaktabbruch vorwegnimmt, weil er sich sorgt, dass ...

4.2 Ab hier wird's wirklich krank!

Das extreme Fokussieren auf die eigenen negativen Gedankengänge hat noch einen weiteren bedrohlichen Nebeneffekt: Es ist schädlich für unser Gehirn. Das Grübeln blockiert nicht nur unsere Fähigkeit, Probleme zu lösen, sondern es werden zudem neuronale Netze aktiviert und ausgebaut, die ein Gefühl der völligen Verzweiflung hervorrufen – obwohl es eigentlich keinen konkreten Anlass dafür gibt. Und spätestens hier kippt das Ganze dann in Richtung einer psychischen Erkrankung! Hier die wichtigsten:

4.2.1 Depressionen

Grübelst Du bereits mehr als zwei Wochen – und zwar über Stunden? Findest Du zudem keinen Schlaf oder möchtest nur noch schlafen, am liebsten den ganzen Tag über? Bist Du ebenfalls traurig, niedergedrückter Stimmung und hast keine Lust mehr, vor die Tür zu gehen? Dann liegt höchstwahrscheinlich eine handfeste Depression vor, die Du dringend behandeln lassen solltest! Hauptsymptome dieser schwerwiegenden seelischen Erkrankung sind nämlich neben gedrückter Stimmung, einem Gefühl der inneren Leere und einem verminderten Antrieb eben auch intensives Grübeln. Da hierbei Gefühle wie Hilflosigkeit, Schuld, Wut oder Bedauern eine wichtige Rolle spielen, verstärkt das Wälzen von Gedanken noch die Depression.

4.2.2 Angststörungen

Grübeln, das sich nicht mehr unterbrechen lässt, kann ebenfalls Anzeichen für das Vorliegen einer Angststörung sein. Bei einer sogenannten generalisierten Angststörung handelt es sich um ein ständiges sich Sorgen – anfangs nur in bestimmten, als unangenehm oder überfordernd empfundenen Situationen, dies zieht jedoch immer weitere Kreise. Der Betroffene macht sich z.B. intensive Sorgen über möglicherweise eintretende Unglücksfälle oder Erkrankungen, die ihn selber oder Angehörige treffen könnten. Insofern sind die Grübelgedanken meist in die Zukunft gerichtet.

Eine Angststörung wird gerne chronisch und kann alle Lebensbereiche betreffen, letztlich ist dann meistens ein normales Leben gar nicht mehr möglich. Neben Symptomen wie Anspannung, Besorgnis und Befürchtungen treten häufig auch noch körperliche Beschwerden auf, wie etwa Schwitzen, Atembeschwerden, Schwindel und Herzrasen.

4.2.3 Zwangsstörungen

Grübeleien, die jedes Maß verloren haben, können auch ein Anzeichen für eine Zwangsstörung sein. Hierbei liegt ein Kontrollverlust über die eigenen Gedanken vor, gewisse zwanghafte Vorstellungen tauchen immer wieder auf. Dem Betroffenen ist allerdings stets bewusst, wie unsinnig die Gedanken sind – dennoch kann er sie nicht abstellen und sie lösen Ängste, Ekel oder dergleichen aus. Gleichzeitig weist der Betroffene aber auch zwanghaftes Verhalten auf, hierbei geht es um Handlungen, die er immer wieder auf die genau gleiche Art und Weise ausführen muss. Dabei ist er sich bewusst, wie unsinnig sie sind – dennoch sieht er sich gezwungen sie auszuführen, um die inneren Ängste oder den Ekel in den Griff zu bekommen.

Ein recht verbreitetes Phänomen sind etwa Wasch- oder Kontrollzwänge (z.B. dreimal waschen der Hände mit unterschiedlichen Seifen in einer bestimmten Abfolge bzw. eine spezielle Vorgehensweise beim Anziehen, um sicher zu sein, dass die Kleidung nicht „kontaminiert" ist). Eine Zwangsbefürchtung bei einem Waschzwang wäre beispielsweise, dass man sich verunreinigt hat und die Keime andernfalls nicht los wird. Wenn man dies nicht nachholt, wird man eines schrecklichen Todes sterben.

5. Stress macht – Grübeln – ist purer Stress

Wie sieht Dein Alltag so aus? Kriegst Du alles immer problemlos unter einen Hut oder wird es doch gelegentlich stressig? Den meisten geht es heutzutage so. Im Job werden hohe Anforderungen an einen gestellt – man muss immer Top-Leistung geben (sonst sägt schon wieder jemand an Deinem Stuhl), eingehende E-Mails postwendend sichten und bearbeiten, ans Telefon gehen und und und. Zu Hause ist es kein bisschen ruhiger: Der Haushalt will erledigt werden, ständig flattern Rechnungen herein, die Kinder müssen von A nach B gefahren werden, das Telefon klingelt, eine WhatsApp geht auch noch ein ... Einfach mal abschalten? Fehlanzeige!

Gerade diese enorme Beschleunigung unserer Welt ist vermutlich die entscheidende Ursache für das Gedankenkarussell in unseren Köpfen. Denn es müssen immer mehr Reize in immer kürzerer Zeit verarbeitet werden – Schwerstarbeit für unser Gehirn! Auch wenn schon immer gegrübelt wurde, in der heutigen Zeit hat das unangenehme Phänomen seinen vorläufigen Höhepunkt erreicht. Doch es ist nicht nur eine Reaktion auf einen stressigen Tagesablauf und hohe Anforderungen an einen Menschen; Stress entsteht auch dann, wenn Du z.B. Streit mit einem Freund oder einem Kollegen hast. Zwischenmenschliche Konflikte sind mindestens so belastend wie die nächste Präsentation vor dem Vorstand oder 76 E-Mails auf einmal.

Aber wieso reagieren nur manche Menschen dann mit intensivem Grübeln, während andere den Stress offenbar besser wegstecken können?

Das hängt damit zusammen, wie Deine Eltern ticken bzw. getickt haben! Denn sie haben Dich in Deiner Kindheit maßgeblich geprägt. Wenn Mama und Papa eher ängstlich und besorgt waren, dann wirst Du dieses Verhalten zwangsläufig übernehmen, denn schließlich sind sie Deine Vorbilder. Und schon ist ein weiterer Grübler auf der Welt. Andererseits ist Grübeln aber auch etwas, das man sich selber angewöhnen kann. Wenn Du Dich etwa in vielen Situationen bewertest und Dich mit anderen Menschen und deren Fähigkeiten vergleichst, dann bist Du schon unterwegs auf dem „Highway to hell“.

Doch der alltägliche Stress ist nicht nur Ursache des Grübelns – Stress ist auch eine Folge davon! Denn indem Du z.B. über eine Situation wieder und wieder nachdenkst und brütest, durchlebst Du sie auch immer wieder aufs Neue. Und Dein Körper reagiert darauf genauso, wie in der ursprünglichen Situation, also mit Herzrasen und erhöhtem Blutdruck, den klassischen Stresssymptomen.

Durch das ständige innerliche auf sich Einreden werden die Konfliktzentren im Gehirn stimuliert – mit den Ergebnis, dass Grübler wesentlich länger brauchen, um Ärger bzw. Stress zu verdauen. Brüten verstärkt also negative Gefühle und hält sie so auf Dauer am Leben. Dies wiederum sorgt für einen konstant hohen Stresslevel.

Und was Dauerstress für Folgen haben kann, ist hinlänglich bekannt:

- chronische Erschöpfung
- höheres Herzinfarkt- oder Schlaganfall-Risiko
- innere Anspannung und Konzentrationsprobleme bis hin zu psychischen Erkrankungen

Keine schönen Aussichten, oder? Fazit: Du solltest dringend etwas tun, wenn Du immer wieder über den gleichen Gedanken und Sorgen brütest!

6. Kleiner „Sorgentest“

Ist der Wirrwarr in Deinem Kopf nur „ein bisschen“ Grübeln, eine Phase, die auch wieder vorbeigeht, oder hast Du die Grenze bereits überschritten und kämpfst gegen einen echten Grübelzwang? Um Dir die Selbsteinschätzung zu erleichtern, findest Du hier einen kleinen Test.

Beantworte die Fragen möglichst spontan und aus dem Bauch heraus, so ist das Ergebnis am authentischsten. Du brauchst es auch niemandem zu zeigen, es dient nur Deiner eigenen, ganz persönlichen Einschätzung. Je mehr Fragen Du mit einem „Ja“ beantwortest, desto wahrscheinlicher ist es, dass Du zum zwanghaften Grübeln neigst.

- Leidest Du unter Schlaflosigkeit und/ oder kannst schlecht einschlafen?
- Bist Du häufig angespannt?
- Vergisst Du häufig etwas oder hörst nur mit einem halben Ohr zu?
- Befürchtest Du immer direkt das Schlimmste?

- Hast Du das Gefühl, dass Du Dir Sorgen um die Zukunft machen musst?
- Fällt es Dir schwer, im Hier und Jetzt zu bleiben?
- Ist Spontanität nicht so Dein Ding? Planst Du lieber alles?
- Gehst Du sehr gerne auf Nummer Sicher?
- Scheust Du Dich, Risiken einzugehen?
- Hast Du generell eher wenig Selbstvertrauen?
- Fühlst Du Dich morgens nach dem Aufwachen wie erschlagen?
- Hast Du manchmal Angst, morgens aufzustehen?

Wie lautet dein persönliches Ergebnis? Hast Du Fragen mit „Ja“ beantwortet? Vielleicht sogar mehrere oder alle? Dann ist es an der Zeit zu Handeln und systematisch gegen das Problem vorzugehen.

Auf den nächsten Seiten erfährst Du, wie Du Deine Gedankenschleifen effektiv beenden kannst, innere Blockaden nachhaltig überwindest und wieder mehr das Hier und Jetzt genießen kannst.

7. Jetzt geht's dem Grübeln an den Kragen!

Der erste Schritt, damit Du endlich wieder ein grübelfreies, entspanntes Leben führen kannst, ist: Wieder Kontrolle über Deine Gedanken zu erlangen. Sprich: Du musst den inneren Dialog in Deinem Verstand wieder in den Griff bekommen.

Genau das hast Du bereits mehrfach versucht? Womöglich noch mit aller Kraft? Weil Du das Grübeln so hasst und selbst genau merkst, dass es Dir nicht gut tut? Erster Fehler! Denn je verkrampfter Du versuchst, das Gedankenkarussell in Deinem Kopf anzuhalten oder gar nicht erst in Fahrt kommen zu lassen, desto schlimmer wird es meist.

Das hat mit dem interessanten Effekt zu tun, den die kleinen, vermeintlich harmlosen Wörtchen „nicht" und „nein" auf unseren Verstand haben. Der kommt mit den Verneinungen nämlich nicht wirklich klar – und ignoriert sie letztlich. Ein ganz einfaches Bespiel: Wenn Du gesagt bekommst: „Denk jetzt bitte NICHT an einen rosa Elefanten!" – woran denkst Du? Genau, vor Deinem inneren Auge taucht sofort das Bild eines rosa Rüsseltieres auf. Was passiert also, wenn Du Dir verbietest, über etwas Belastendes nachzugrübeln? Etwa: Du sollst NICHT schon wieder darüber brüten? – Du erreichst genau das Gegenteil. Denn weil unser Gehirn ein Problem mit dem „Nicht“ hat, gibst Du Dir quasi selber diesen Befehl: Du sollst schon wieder darüber brüten! Und weil Dein Gehirn nett und folgsam ist, tut es Dir natürlich den Gefallen.

Was ebenso wenig funktioniert, ist, wenn Du Dich beschimpfst. Oder wenn jemand anders Dich etwa so anspricht, um Dich aus den Gedankenspiralen herauszuholen: Hör doch endlich mal auf zu grübeln! – Hey, wie soll das gehen? Das ist nämlich genauso, als würde man einem Depressiven sagen: Jetzt sei aber mal wieder fröhlich! Das klappt nicht und macht letztlich alles sogar noch viel schlimmer, denn nun kommen womöglich auch noch Schuldgefühle dazu, weil Du es nicht schaffst, das in die Tat umzusetzen. Dabei kannst Du es gar nicht – so sehr Du Dich auch anstrengst.

Also musst Du Deine Strategie ändern. Das bedeutet einerseits, dass Du eine andere Einstellung zu dem zugrundeliegenden belastenden Gedanken bekommst bzw. der Situation, andererseits ist es wichtig zu wissen, wie Du besser reagierst, wenn Du doch wieder einmal anfängst zu brüten. Du benötigst also letztlich ZWEI Strategien, um das Grübeln effektiv und nachhaltig zu stoppen:

1. Du musst das konkrete Grübeln unterbrechen = kurzfristige Strategie
2. Du musst die negativen Gedanken durch positive ersetzen = langfristige Strategie

Und jetzt die gute Nachricht: Es gibt für beides effektive Übungen und Maßnahmen! Und sogar zahlreiche. Du musst eigentlich einfach nur herausfinden, welche zu Dir am besten passen.

Vielleicht stellst Du erstaunt fest, dass es also gar nicht darum geht, eine Lösung für Deine Grübel- und Sorgengedanken zu finden. Genau! Denn diese vor allem negativen Ideen haben sich bei Dir auch schon so sehr verselbstständigt, dass sie sich letztlich inzwischen völlig Deiner Kontrolle entziehen. Unter den gegebenen Voraussetzungen könntest Du keine nachhaltige Lösung finden, selbst wenn Du das wolltest und mit aller Macht daran arbeiten würdest. Denn Dir fehlt dazu momentan schlicht die nötige Ruhe im Kopf, um vernünftig, d.h. analytisch und logisch, darüber nachdenken zu können. Bevor Du nach Lösungen für die zugrunde liegenden Probleme suchst und Deine negativen Gedanken und Überzeugungen langfristig „ummodelst", musst Du erst einmal wieder Herr in Deinem Kopf werden. Genauer: Es ist entscheidend, dass Du erst einmal wieder einen Zugriff auf die Zwangsgedanken bekommst. Erst wenn Du Sie als das erkennst, was sie sind (Zwangsgedanken und keine wie auch immer geartete unvermeidliche Realität), kannst Du langfristig die Probleme dahinter angehen.

Um Grübeleien kurzfristig zu stoppen, gibt es diverse wirksame Optionen. Die folgenden 14 Sofort-Hilfe-Strategien haben sich dabei besonders bewährt. Teste am besten direkt, welche bei Dir besonders gut funktionieren.

7.1 Kurzfristige Strategien: Du vs. das Grübeln

Stell Dir vor, Du sitzt wieder einmal zu Hause in Deinen vier Wänden. Vielleicht hast Du gerade über etwas geärgert, z.B. beim Einkaufen, oder Dein Kollege hat etwas gesagt oder getan, was Dich irgendwie verletzt hat. Den ganzen Tag trägst Du dieses blöde Gefühl in Deinem Bauch mit Dir herum und jetzt, wo Du endlich Zeit und Ruhe hättest, um etwas abzuschalten, schmeißt Dein Verstand den Turbo an. Du liegst auf dem Sofa und Deine Gedanken rotieren. Immer wieder grübelst Du nach, spiralenartig geht es weiter und weiter. Du deckst vielleicht auf, warum Du genauso eine gemeine Aussage eigentlich noch verdienst oder was der Kollege bei anderen Gelegenheiten schon Fieses gesagt hat ... Bist Du womöglich selber schuld? Ein dummes Opfer? ...

Letztlich eine typische Situation: Es gibt einen Trigger und sobald man zur Ruhe kommt, beginnen die negativen Gedanken. Schnell kommt man vom Hölzchen zum Stöckchen und dreht sich im Kreis. Vielleicht landet man irgendwann sogar bei solchen grausamen Ideen wie z.B.: Weil ich einfach hässlich / dumm /

nicht liebenswert bin. Und dann fühlt man sich nur noch unendlich schlecht.

Wichtig ist es, genau jetzt ins Handeln zu kommen und diese üblen Ideen und Gedanken zu unterbrechen, ehe sie sich völlig in unserem Kopf ausbreiten. Mit diesen Tipps kannst Du das schaffen!

7.1.1 Sorge für Ablenkung

Wie schon erwähnt: Männer machen es oftmals instinktiv richtig, denn sie agieren zumeist nach dem handfesten Motto „Dübeln statt Grübeln“. Klingt lustig, aber dahinter verbirgt sich tatsächlich eine gute Möglichkeit, um die Gedanken zu unterbrechen. Komm ins Handeln, lenk Dich ab!

Vielleicht ist es Dir auch schon aufgefallen, dass Dich die Grübelgedanken meist dann überfallen, wenn Du gerade einmal Deine Ruhe hast. Statt zu entspannen, lässt Du Deinen Gedanken dann freien Lauf. Der Klassiker ist das Zubettgehen. Du bist müde vom Tag, machst Dich bettfertig, freust Dich schon auf den hoffentlich erholsamen Schlaf. Doch als Du das Licht ausmachst, gehen in Deinem Verstand schlagartig sämtliche Lampen an und Dein Gehirn wird plötzlich hyperaktiv. Mit dem Ergebnis, dass Du hellwach im Bett liegst und vor lauter Grübeln stundenlang nicht in den Schlaf findest. Am nächsten Morgen gibt es dann den finalen Nackenschlag: Du bist todmüde, wie gerädert und kommst nicht hoch.

Probiere es doch beim nächsten Mal einfach mit Ablenkung! Im Klartext: Komm ins Handeln, wenn Dich die Grübeleien wieder anspringen. Okay, vielleicht lässt Du die Bohrmaschine nachts um Zwölf der Nachbarn zuliebe besser im Schrank, aber es gibt ja diverse Alternativen, um Deine Gedanken mit etwas anderem zu beschäftigen. Und zwar etwas Positivem, das Dich nicht runterzieht.

Der Phantasie sind hier kaum Grenzen gesetzt. Wie wäre es, wenn Du Dich spontan mit Freunden triffst oder sie anrufst? Ein gutes Gespräch und Lachen wirken Wunder. Wie wäre es mit einem guten Buch? Vielleicht etwas Spannendes, das Dich fesselt. Oder stehst Du mehr auf Musik? Alternativ kannst Du aber ebenso Deinen nächsten Urlaubstrip schon einmal im Kopf durchgehen. Oder wie wäre es mit:

- einem Spaziergang (nachts besonders romantisch übrigens!)
- ein Wellnessbad zu Hause genießen (mit Aroma-Öl und Kerzen)
- beantworte Emails
- dekoriere Dein Zuhause um oder male etwas
- geh shoppen
- koche etwas, das mega-aufwendig ist
- powere Dich mit Sport so richtig aus

Am besten sind tatsächlich solche Ablenkungsmanöver, bei denen Du richtig aktiv wirst! Denn so gelingt es Dir am besten, Deine Aufmerksamkeit von den Grübeleien abzuziehen und sie auf etwas anderes zu lenken. Etwas, das Dir gut tut und Dir bestenfalls Spaß macht. Etwas Sinnvolles ist perfekt, denn das ist positiv besetzt und hilft deshalb, die negativen Gedanken zu vertreiben. Durch die Aktivität wird ein Teil unserer kognitiven Ressourcen vom Grübeln abgezogen, das damit in den Hintergrund rutscht.

Je nach persönlichen Vorlieben kann es aber auch gut funktionieren, wenn Du Dir einen Film oder eine Serie ansiehst. Am besten testest Du mal, was besser klappt.

Plan B wie „Bestrafung“

Alternativ kannst Du es aber auch mit der folgenden Methode versuchen. Sie stammt von Milton Hyland Erickson, einem bekannten amerikanischen Psychiater, Psychologen und Psychotherapeuten, der sich speziell um die Hypnosetherapie verdient gemacht hat. Erickson hat einem Grübelpatienten einen ganz ungewöhnlichen Vorschlag gemacht, als der ihn um Rat fragte.

Und zwar fragte Erickson den Mann, welche Tätigkeit er wirklich hassen würde. Die Antwort: Fußböden polieren. Darauf empfahl Erickson folgendes: Sobald das Grübeln beginnt, sollte der Patient aufstehen und den Boden polieren.

Ein unkonventioneller Ratschlag, denn letztlich handelt es sich auf den ersten Blick um eine kleine Bestrafung. Doch tatsächlich stellt dies die größtmögliche Ablenkung dar. Denn wenn wir etwas tun, was wir wirklich gar nicht mögen (hassen!), wird unser Verstand sich schlagartig und mit vollster Kraft damit befassen - garantiert!

So nutzt Du diese Methode für Dich:

1. Überlege Dir, welche Tätigkeiten Du wirklich, WIRKLICH abgrundtief hasst. Schreib sie Dir auf.
2. Wähle Deinen Favoriten aus. Am besten ist es, wenn Du etwas findest, was Du rund um die Uhr machen kannst (also auch wenn die Nachbarn schlafen).
3. Sobald Du realisierst, dass Du grübelst: Aufstehen und die Tätigkeit ausführen!
4. Erst aufhören, wenn Du nicht mehr grübelst bzw. zu müde zum Grübeln bist.
5. Das machst Du JEDES Mal, wenn Du wieder in die Zwangsgedanken verfällst.

So begreift Dein Verstand nämlich nach und nach, dass das Grübeln unangenehme Konsequenzen hat. Und über kurz oder lang wird er es sich gut überlegen, ob sich die Gedanken wirklich lohnen.

7.1.2 Gedankenstopp

Diese Übung stammt aus der Verhaltenstherapie und ist eine gute Erste-Hilfe-Methode, die sich auch in nahezu jeder Situation durchführen lässt. Hierbei wird ein Signal eingeführt, mit dem Du die negativen Gedankengänge „störst".

Den Namen hat die Übung, weil hierfür besonders gut ein Stopp-Schild verwendet werden kann. Du kennst es aus dem Straßenverkehr: Groß, sechseckig, markant, in grellem rot und weiß mit der Stopp!-Aufschrift in fetten Großbuchstaben. Es steht an den Ecken, wo es wirklich wichtig – lebenswichtig! – ist, dass wir umgehend innehalten.

Und genau das machst Du Dir beim Gedankenstopp zunutze. Sobald Du realisierst, dass Du Dich wieder in den Gedankenschleifen verfangen hast, beginnst Du, Dir ein Stopp-Schild vorzustellen. Konzentriere Dich auf dieses Bild – und dann sage dazu laut: Stopp! Am effektivsten ist es, wenn Du da noch mit etwas Körperlichem kombinierst, um Dich wieder ins Hier und Jetzt zurückzuholen. Etwa indem Du in die Knie gehst und quakst wie ein Frosch oder Dir den Finger ins Ohr steckst und laut lossingst. Das wird Dich nachhaltig ablenken.

Solltest Du gerade unter Menschen sein, kannst Du alternativ die „abgespeckte" Version einsetzen, indem Du einfach in Gedanken zu Dir „Stopp" sagst.

Übrigens, wenn Dir Stopp nicht so zusagt, kannst Du es auch mit einem anderen kurzen Ausdruck ersetzen. Wie wäre es stattdessen mit „Schluss jetzt!“ oder „Jetzt reicht's!“ oder einfach „Halt!“? Teste am besten in Ruhe, was bei Dir gut wirkt. Bei manchen ist es sogar eine Selbstermahnung in der Art: Schluss jetzt, hör endlich mit dem Brüten auf!

Du wirst sehen, es wirkt tatsächlich. Allerdings solltest Du den Moment nutzen und den Gedankenstopp mit einer Ablenkung für „danach“ kombinieren. Ansonsten kommen die negativen Gedanken nämlich schnell zurück. Wichtig ist auch, dass Du übst. Je intensiver Du das tust, desto besser funktioniert der Gedankenstopp.

Hast Du es gerne etwas „handfester“? Dann solltest Du es mal mit dem Gummiband-Trick versuchen. Dazu ziehst Du Dir einfach ein Gummiband über das Handgelenk. Wenn Du nicht grübelst, brauchst Du es nicht weiter – perfekt. Kommen Deine negativen Gedanken aber in Fahrt, dann lässt Du einfach das Gummiband einmal flitschen, d.h. abziehen und loslassen. Das Zwiebeln auf der Haut reißt Dich garantiert aus Deinen Grübeleien und Du bist wieder im Hier und Jetzt. Der Vorteil dieser Methode liegt auf der Hand: Das Gummiband kannst Du überall dabei haben und bei Bedarf benutzen. Es ist so unauffällig, dass Du es sogar in wichtige Meetings mitnehmen kannst.

Kleiner Tipp:

Umgib' Dich mit Deinen Stopps! Such Dir im Internet ein Stopp-Schild oder zeichne es selbst und drucke es dann mehrfach aus. Jetzt hängst Du Stopp-Schilder an allen möglichen Orten auf, sodass sie Dir immer wieder begegnen. Etwa im Kleiderschrank, neben dem Spiegel im Bad, am Kühlschrank, auf der Armatur im Auto ... Du kannst es sogar kleinfalten und ins Portemonnaie stecken! Jedes Mal, wenn Du Dein Stopp-Schild siehst, wirst Du erinnert – und wirst so aus einer Grübelschleife herausgerissen.

Und ganz nebenbei übst Du so, sodass Du die Technik bald jederzeit einsetzen kannst.

7.1.3 „Blätter im Fluß“

Wie steht es mit Deiner Phantasie? Bist Du ein visueller Mensch? Dann könnte diese Übung optimal für Dich sein. Bei „Blätter im Fluss“ ist nämlich Deine Vorstellungskraft gefragt.

Hast Du schon einmal auf einer Brücke gestanden und verfolgt, wie Zweige oder Papierschiffchen, die im Fluss schwimmen, von Dir weggetrieben werden? Unaufhaltsam, immer kleiner werdend – bis sie am Ende außer Sichtweite sind. Das Prinzip nimmt diese Visualisierungsübung auf.

Stell Dir vor, dass Du auf einer Brücke stehst, unter Dir sprudelt ein Fluß. Wenn Du hinunter in die Fluten schaust, siehst Du dort Deine Probleme schwimmen. Vielleicht sitzt der Kollege, der Dich angezickt hat, in einem Rettungsring, dann ist da der Brief vom Finanzamt usw. usw. Sie alle treiben im Wasser – und während Du ihnen entspannt hinterher schaust, werden sie von der Strömung langsam außer Sichtweite gezogen. Die Anschuldigungen oder Schimpfereien werden leiser. Immer kleiner und leiser werden die Inhalte Deiner Grübelgedanken, bis sie schließlich in der Ferne verschwunden sind … wie Blätter im Fluß eben.

Eine andere Variante ist es, Deine Gedanken einmal auf einem Zettel zu notieren. Eine gute Gelegenheit, um einmal zu überlegen, um welche Themen es dabei eigentlich geht. Auf diese Weise kannst Du Dich nämlich von Ihnen einmal wirklich körperlich distanzieren. Was würde Dir gefallen? Willst Du den Zettel mit Deinen negativen Gedanken in den Papierkorb werfen? Es darf sogar herzlich gerne noch etwas dramatischer sein: Zerknülle den Zettel ordentlich, ehe Du ihn wegwirfst. In Fetzen reißen ist ebenfalls herzlich gerne erlaubt.

<u>Kleiner Tipp:</u>

Wenn Du Lust dazu hast, kannst Du Deinen Sorgenzettel auch gerne verbrennen! Es ist ein wunderbar befreiendes Gefühl, wenn sich Deine negativen Gedanken durch Deine eigene Hand in Rauch auflösen. Und im Waschbecken sollte dieser kleine, symbolische Akt auch kein Problem darstellen.

7.1.4 Analysieren: Ändere die Frage!

Dass man über Dinge nachdenkt, die einen beschäftigen, ist völlig normal. Menschen haben die einzigartige Fähigkeit zu reflektieren, d.h. sie können aus Erlebtem lernen und daraus alternative Handlungsstrategien für die Zukunft entwickeln. Vor allem bei unangenehmen Erlebnissen ist der Wunsch natürlich groß, diese künftig möglichst zu vermeiden. Aus vorherigen Geschehnissen haben wir zudem gelernt, dass es gut ist, für die Zukunft vorbereitet zu sein. In der Hoffnung, dass wir für alle Fälle gerüstet sind.

Zum Problem wird dies erst dann, wenn jemand solche Überlegungen überhaupt nicht mehr abstellen kann und darin gefangen ist. Denn während Gedankenspiele normalerweise dazu dienen, um eine Lösung zu erhalten bzw. ein Ziel zu erreichen, funktionieren Grübeleien ganz anders. Erstere sind nämlich konkret, handlungsorientiert und auf die Zukunft orientiert. Grübeln dagegen dreht sich meistens um etwas Abstraktes, es geht um Vergangenes sowie um negative Empfindungen. Also:

> *Wie kann ich die Präsentation am besten strukturieren?*
>
> **contra**
>
> *Warum bin ich nicht glücklich?*

Der kleine aber feine Unterschied liegt hier in der Fragestellung oder genauer im verwendeten Fragewort.

Warum-Fragen sind nämlich ein echtes Problem für unser Gehirn. Es versucht krampfhaft, eine Antwort darauf zu finden – die es aber nicht geben kann. Was soll die Lösung sein für eine Frage wie etwa: „Warum haben ich damals nicht Paul geheiratet?“? Aber genau das ist der Startpunkt für die Endlosschleife, in der wir dann so gerne steckenbleiben.

Viel besser ist es, wenn Du künftig also die Fragen abänderst, mit denen Du Dich gedanklich befasst. Genauer: Tausche das Warum aus und stelle Dir künftig lieber nur noch Fragen, die mit Wozu? beginnen.

> **Also statt:** *Warum passiert mir immer sowas?*
>
> **fragst Du nun beispielsweise:** *Wozu passiert mir so etwas?*

Du siehst, bereits ein kleines Wörtchen löst eine gravierende Veränderung aus! Denn jetzt hat Dein Verstand die Chance, auch aus Schicksalsschlägen etwas zu lernen und Positives sogar aus weniger schönen Erfahrungen zu ziehen.

<u>Kleine Anregung:</u>

Alternativ kannst Du auch die Fragewörter Wie? oder Was? Nutzen. Beide sind nämlich Problemlösungsfragen – so kann sich Dein

Gehirn darauf konzentrieren, wirklich nach Lösungen zu suchen. Denn jetzt sind die Fragen sinnvoll formuliert. Also:

Was kann ich machen, um attraktiver zu werden?

Wie kann ich attraktiver werden?

7.1.5 Analysieren : Gedanken auf den Prüfstand

Ist Analysieren etwas, das Dir leicht fällt? Perfekt, dann solltest Du unbedingt einmal den sogenannten „2-Minuten-Test“ machen, wenn Deine Gedanken mal wieder auf Abwegen sind. Der Ablauf ist für gute Analysierer ziemlich unkompliziert. Hierbei geht es nämlich darum, die eigenen Grübeleien einmal kritisch unter die Lupe zu nehmen und sie auf ihren Wahrheitsgehalt hin abzuklopfen.

Wenn Du Dich das nächste Mal wieder beim Grübeln ertappst, dann mach kein Drama daraus. Lass Deinen Gedanken ruhig freien Lauf – aber nach zwei Minuten solltest Du inne halten und einmal selbstkritisch schauen, wie sinnvoll das Ganze war. Stelle Dir selber diese Fragen:

Bin ich durch die Grübeleien auf eine mögliche Lösung gekommen?

Habe ich endlich etwas begriffen, das ich vorher nicht verstanden hatte?

Fühle ich mich jetzt besser – oder eher nicht?

Dreimal nein? Dann beende die Grübeleien – sofort! Denn alles was nach zwei Minuten Nachdenken folgt, ist in der Regel negativ und belastend für Dich. Durch den distanzierten, kritischen Blick auf Deine Gedankengänge sollte dies für Dich jetzt auch kein Problem darstellen.

Kleiner Tipp:

Wenn Du es schaffst, Dir den Grübel-Prozess bewusst zu machen, dann kannst Du wieder Einfluss darauf nehmen. Man nennt dies auch „auf die Meta-Ebene gehen“. Du kannst denken – aber Du kannst auch quasi innerlich einen Schritt zurücktreten und über das Denken nachdenken. Du wirst damit zum neutralen Beobachter und gewinnst eine innere Distanz zum eigentlichen Geschehen – nach dem Motto „Ich habe gerade den Gedanken, dass ich ...“. Das ermöglicht Dir wieder Handlungsfreiheit und Einflussnahme!

7.1.6 Achtsamkeit: Einmal achtsam auf Distanz gehen

Eine ähnliche Herangehensweise haben auch die sogenannten achtsamkeitsbasierten Techniken, die ebenfalls sehr wirkungsvoll im Kampf mit Grübelattacken sind. Sie basieren in der Regel auf dem Grundgedanken, Dinge oder Zustände erst einmal bewusst wahrzunehmen. Dadurch bleibst Du im Hier und Jetzt und konzentrierst Dich völlig auf den Moment. Der angenehme „Nebeneffekt“: Übergroße Sorgen werden wie von selbst wieder auf Normalmaß zurechtgestutzt.

Du ertappst Dich wieder einmal beim Grübeln? Kein Problem, nimm es einfach als das wahr, was es ist. Und dann tust Du denn nächsten Schritt: Du erinnerst Dich daran, dass es sich nicht um Realitäten handelt! Es sind lediglich Gedanken und genau das solltest Du Deinem Verstand klar machen. Deshalb sagst Du Dir bitte selbst:

> „Ich habe gerade den Gedanken, dass …“

Dies ist besonders wichtig, wenn Du immer wieder die schlimmstmöglichen Optionen im Kopf durchspielst. Durch die Distanz kriegst Du die damit einhergehenden Ängste und Sorgen wieder in den Griff. Und – Hands aufs Herz! – ist schon eine dieser Optionen wirklich eingetroffen?

Um Dich wieder zu erden, ist eine kurze Achtsamkeitsübung sinnvoll. Bereits wenige Minuten reichen für die folgende aus:

In diesem Fall geht es darum, dass Du Dir fünf Fragen stellst und für die Beantwortung alle Deine Sinne arbeiten lässt. Dabei geht es um diese Fragen:

- Was hörst Du in diesem Moment?
- Was siehst Du in diesem Moment?
- Was riechst Du in diesem Moment
- Was schmeckst Du in diesem Moment?
- Was fühlst Du in diesem Moment?

Im nächsten Schritt gehst Du wieder zurück zu Deinen Grübelgedanken und prüfst genau, ob sie Dir wirklich bei einer Problemlösung helfen. Wenn nicht, dann ist die weitere Vorgehensweise klar: Mach einen Stopp und lenke Dich ab!

7.1.7 Achtsamkeit: Muster erkennen

Das Grübeln und Brüten zu stoppen, ist oftmals gar nicht so einfach. Wie wäre es denn als Alternative, diese Gedanken erst gar nicht aufkommen zu lassen? Hierzu musst Du eigentlich nur die Denkmuster „knacken“ und durchbrechen. Dies schaffst Du, wenn Du Deine negativen Gedanken einmal genauer unter die Lupe nimmst.

Überlege einmal in Ruhe, bei welchen Gelegenheiten Du immer beginnst zu grübeln. Gibt es womöglich spezielle Auslöser dafür? Welche Themen liegen Dir so sehr auf der Seele, dass Du wieder und wieder darüber nachdenken musst?

Wenn Du diese Fragen beantworten kannst, so bist Du schon einen wichtigen Schritt weiter. Höchstwahrscheinlich bist Du nun dazu in der Lage, die Situationen zu identifizieren, die Dein Grübeln triggern – und das verschafft Dir einen entscheidenden Vorteil! Jetzt hast Du es nämlich wieder in der Hand, solche Situationen zu vermeiden. Oder wenn das nicht möglich sein sollte, kannst Du Dich bereits rechtzeitig ablenken.

7.1.8 Achtsamkeit: Die Türhüter-Übung

Die folgende Übung geht sogar bis auf die Antike zurück. Evagrios Ponticus (345–399 . Chr.) war nicht nur einer der frühesten christlichen Mönchsschriftsteller, er verbrachte auch etliche Zeit als Asket in der Wüste. Sein Anliegen im Umgang mit Gedanken ist die Akzeptanz.

Das Akzeptanz- und Commitment-Verfahren ist besonders gut geeignet für Menschen, die sich mit dem Ablenken oder Verdrängen schwer tun. Hierbei wird zunächst einmal die Tatsache, dass man grübelt, achtsam wahrgenommen. Alles ohne die Gedanken zu bewerten! Akzeptiere dann für Dich, dass die Gedanken da sind, dass sie kommen und gehen – ohne dass Du allzu viel Handhabe hast, dies zu beeinflussen. Es ist ein bisschen so, wie bei Ebbe und Flut, Tag und Nacht – diese Abläufe kannst Du auch nicht beeinflussen oder gar stoppen, Du kannst es nur als etwas Unabänderliches akzeptieren. Das wiederum wirkt auf viele Menschen unglaublich entspannend und beruhigend.

Die „Türhüter-Übung“ ist schnell erklärt:

Stellen sich Deine (negativen) Gedanken ein, stellst Du Dir einfach vor, sie seien so eine Art Gäste. Diese stehen vor der Tür und bitten darum, hereinkommen zu dürfen. Jetzt kommst Du als Türhüter ins Spiel. Anstatt einfach die Tür zu öffnen und die ungebetenen Gäste einzulassen, fragst Du sie erst einmal, was sie denn wollen bzw. Dir zu sagen haben. Nimm die Gäste/Gedanken ernst und höre ihnen genau zu. Was wollen die Gedanken Dir mitteilen? Weshalb melden sie sich immer wieder zu Wort? Was ist ihr Sinn? Wollen sie Dir vielleicht gar nichts Böses, sondern Dich im Gegenteil sogar schützen?

Ob Du die Gedanken dann „hereinlässt", ist Deine Entscheidung. Du kannst ihnen sogar sagen, dass sie gerade ungelegen kommen und ein anderer Zeitpunkt besser „passt". Wichtig ist vor allem, sie ohne Vorurteile wahrzunehmen und zu akzeptieren, dass sie da sind und einen Sinn haben. Akzeptanz statt Verdrängung also!

<u>Übung:</u>

Integriere ruhig einmal Achtsamkeitsübungen wie z.B. die „Fünf Fragen" aus Kapitel 7.1.6 in Deinen Tagesablauf, um ihn zu entschleunigen und Dich wieder zu erden. Schon kurze Momente des Innehaltens helfen Dir! Mach Dir eine Notiz und hänge sie gut sichtbar auf oder aktiviere die Alarmfunktion in Deinem Smartphone. Diese Übungen werden Dir guttun und Du wirst sofort feststellen, wieviel ruhiger und entspannter Du danach bist.

7.1.9 Schreiben: Dem Feind ins Gesicht blicken

Wer schreibt, der bleibt – heißt es bekanntlich. Zum Glück trifft das auf Grübeleien nicht zu! Vielmehr hilft aufschreiben dabei, solche Gedanken einmal zu fixieren, um sie dann auf ihren Wahrheitsgehalt hin zu untersuchen. Und „ganz nebenbei“ hat das schriftliche Fixieren eine enorm befreiende Wirkung auf die meisten Menschen. Du kennst sicher auch die Redewendung „sich etwas von der Seele schreiben“?

Nutze direkt die nächste Grübelattacke dazu und notiere alles, was Dir in den Sinn kommt. Ruhig ohne Punkt und Komma, Schönschrift ist auch nicht nötig, denn diese Aufzeichnungen sind nur für Dich.

Etwas „schwarz auf weiß“, also in schriftlicher Form, vor sich liegen zu haben, ist nicht nur unglaublich entlastend, sondern ermöglicht Dir auch, Deine ganzen Sorgen und Grübelgedanken einmal unter die Lupe zu nehmen und die Aussagen auf ihren Wahrheitsgehalt zu überprüfen. Hat Deine innere Stimme wirklich Recht, oder erzählt sie Sachen, die einer Überprüfung gar nicht standhalten?

Falls klar definierte Probleme darunter sind, kannst Du Dich nun ebenfalls einmal fragen, wie sie sich lösen lassen. Falls ja: Was brauchst Du dazu? Wer könnte Dir helfen?

Also notiere einmal auf Papier! Schreibe dir auf, worüber Du Dir Sorgen machen – und suche dann gezielt nach Lösungen dafür. Höre nicht auf, bevor Du nicht mehrere Lösungen zu Papier gebracht hast.

Negative Gedanken und allgemein exzessives Grübeln haben es an sich, dass sie oft diffus sind. Man erinnert sich später zwar gut an die sorgenerregende Thematik und das Grübeln selbst, aber kaum noch an konkrete einzelne Gedanken. Tagebuch schreiben (oder sich einfach bei aufkommendem Grübeln schriftlich Gedanken machen) kann dabei helfen, negative Gedanken in den Griff zu bekommen. Verbalisierte, verschriftlichte Gedanken sind greifbarer, leichter an der Realität auf ihren Wahrheitsgehalt hin zu überprüfen. Und: Klar definierte Probleme lassen sich eventuell lösen. Überdies hat der Akt des Schreibens selbst für viele Menschen bereits eine befreiende und entlastende Wirkung. Zudem stellt die Verschriftlichung eine subtile Form der Distanzierung von lästigen Gedanken dar.

Mein Extra-Tipp:

Führe ein Grübel-Tagebuch! Notiere Dir darin nicht nur, was Dir so durch den Kopf geht, sondern halte auch fest, wann und unter welchen Umständen es zum Grübeln kam. Kennst Du die Gedanken UND die Rahmenbedingungen, so hast Du eine gute Handhabe, um gegen die negativen Gedankenspiralen anzugehen. Die Leitfragen sind dabei:

- Wann grübelst Du?
- An welchem Ort grübelst Du?
- Potenzielle Ursachen/Trigger?
- Worum geht es bei der jeweiligen Grübelattacke?

7.1.10 Was wäre wenn ...?

Diese Übung ist besonders für Menschen geeignet, die sich viele Sorgen machen – also Grübeleien, die in die Zukunft gerichtet sind. Das Schöne dabei: Der Tipp ist wirklich kurz und knackig. Wenn Dich mal wieder Gedanken der folgenden Art quälen:

„Was ist, wenn ...?"

(ergänze: die Prüfung nicht bestehe, zu spät komme, nicht passend angezogen bin usw. usw.)

Dann fügst Du einfach das kleine Wörtchen „schon" ein. Also:

„Was ist SCHON, wenn ...?"

Du merkst sofort, durch dieses eigentlich höchst unscheinbare Wörtchen entzerrt sich die bange Frage quasi sofort und sie ist augenblicklich weniger bedrohlich. Und die Antwort, die Du Dir dann übrigens gerne immer selbst geben darfst, liegt einem direkt auf der Zunge:

„Damit werde ich fertig!"

Eine gute Devise, oder?

7.1.11 Wofür bin ich dankbar?

Wenn die zumeist negativen Grübelgedanken wieder über einen hereinbrechen, ist das manchmal wirklich schwer auszuhalten. Sie machen einen mürbe, ziehen Dich runter – bis Du nur noch traurig und entmutigt bist und Dich wie gerädert anfühlst. Alles ist grau in grau. Wenn es Dir auch immer wieder so geht, dann solltest Du gezielt mit positiven Gedanken arbeiten.

Konkret bedeutet das: Mach einen Break (z.B. mit dem Stopp-Schild) und ersetze die Grübeleien durch positive Gedanken. Den Stimmungsumschwung schaffst Du, indem Du Dir selbst Gute-Laune-Fragen stellst. Indem Du über die Dinge nachdenkst, die Dir Spaß bringen und Dich glücklich machen, verbessert sich automatisch Deine Laune. Gleichzeitig ändert sich ebenso Dein Fokus.

Stelle Dir beim nächsten Mal also Fragen wie diese:

- Wofür bin ich wirklich sehr, sehr dankbar in meinem Leben? Wofür bin ich sonst noch dankbar?
- Worauf bin ich stolz?
- Was macht mich glücklich?
- Wofür kann ich mich begeistern?

Vielleicht stellst Du dann noch einen weiteren, zusätzlichen positiven Nebeneffekt fest: Dass Dein Leben viele positive Seiten hat und Du ein liebenswerter Mensch bist, denn Deine Freunde lieben Dich genauso, wie Du bist.

7.1.12 Nimm Dir Zeit zum Jammern!

Mal unter uns: Natürlich ist es utopisch, immer gute Laune haben zu wollen. Jeder Mensch hat hin und wieder Phasen, in denen das Leben gerade etwas „ruckelig" ist. Bei vielen hatte die Kindheit nicht nur schöne Momente, sondern auch mal weniger erfreuliche. Das ist normal. Ebenso normal ist es daher, dass einen manchmal weniger schöne Gedanken beschäftigen. Unglücklich ist es nur, wenn sie im unpassenden Moment auftauchen – zum Beispiel vor einer Party, auf die Du Dich eigentlich gefreut hast oder kurz vor dem Einschlafen, wenn Du am nächsten Tag unbedingt fit und ausgeruht sein solltest.

Jetzt die gute Nachricht: Grübeln kann man sozusagen „kanalisieren". Verhandele doch einfach mal mit Deiner inneren Stimme und verschiebe die Grübeleien auf später. Oder auf morgen.

Anstatt die Grübeleien zu unterdrücken, akzeptierst Du, dass sie vorhanden sind und gibst ihnen den Raum, um sich zu artikulieren. So verhinderst Du, dass sie in Dir vor sich hin „mockern". Allerdings geschieht das Ganze nun nach DEINEN Regeln – Du legst fest, wann es passt, und behältst so die Oberhand. Dabei stellst Du etwas Wichtiges fest: Nicht das Grübeln hat Dich im Griff – Du kontrollierst das Grübeln!

7.1.13 Grübeln ja – aber mit Zeitlimit

Ein Leben ohne Grübeln? Eine Illusion. Das klappt nicht, schon weil der Anspruch zu hoch ist. Anstatt sich das Grübeln und Jammern komplett verbieten zu wollen (was auch gar nicht klappt), richte Dir besser feste Grübeltermine ein, zu denen Du nach Herzenslust jammerst und Dich beklagst, wie schwer doch das Leben ist. Lass alles raus! Jetzt ist das ok und Du darfst das!

Der Trick ist nur: Lege vorher einen Zeitraum fest für das Jammern, den Du nicht überschreiten darfst! Beispielsweise 15 Minuten oder auch etwas länger, wenn Dir das lieber ist. Am besten stellst Du einen Wecker und sobald er klingelt, unterbrichst Du Deine Gedankengänge und lenkst Dich aktiv ab.

Alternativ kannst Du Dir im Anschluss auch fünf Minuten Zeit nehmen und Deine Grübel-Themen kurz notieren. Dann kannst Du schauen, wie realistisch sie wirklich sind und ob es für einige nicht vielleicht Lösungen gibt. Gute Fragen sind beispielsweise:

- Hast Du neue Erkenntnisse gewonnen durch das Grübeln?
- Ist Dir etwas klarer oder bewusster geworden?
- Wie fühlst Du Dich nun? Besser oder schlechter?

Die konkreten Antworten auf diese Fragestellungen sind dabei weniger wichtig als die Tatsache, dass Du Dich einmal eingehend und kritisch mit den Gedanken auseinandergesetzt hast. So gehst Du wieder auf die „Meta-Ebene", d.h. Du distanzierst Dich. Das wiederum hilft Dir effektiv dabei, das Gedankenkarussell zu stoppen.

7.1.14 Grübel-Notfallset

Gehörst Du zu den Leuten, die vor allem abends auf dem Sofa anfangen zu brüten oder wenn Du eigentlich schlafen möchtest? Genau diese Momente, wenn wir eigentlich zur Ruhe kommen möchten und sollten, sind die bevorzugten Zeiten für Gedankenspiralen.

Wenn es bei Dir genauso ist, dann solltest Du Dir prophylaktisch ein „Notfallset" gegen Grübelattacken zusammenstellen und in Deiner Nähe haben, vielleicht auf dem Nachttisch. Lege Handfestes hinein: ein spannendes Buch, das Du schon immer lesen wolltest vielleicht. Oder ein Sudoku-Heft, wenn Dir das Spaß macht. Papier und Stifte wären auch eine Option. Welches sind gute Ablenkungen für Dich?

Geht die übliche Grübelei wieder los, schnappst Du Dir nämlich dann einfach postwendend Deine Lieblingsablenkung. Und dann beschäftigst Du Dich damit so lange, bis Du wirklich hundemüde bist und ohne weitere Umstände einschläfst.

Tipp: Die Notfall-Liste

Natürlich kannst Du statt Büchern, Stiften, Musik o.ä. auch eine Liste mit Deinen Lieblings-Anti-Grübel-Strategien zusammenstellen und sie parat halten. So kannst Du die Übungen, die bei Dir am besten funktionieren, „im Ernstfall" direkt einsetzen.

7.2 Langfristige Strategien: Blockaden waren gestern

Wie Dir sicherlich beim Lesen aufgefallen ist, haben die Grübeleien letztlich eine Menge mit Angst zu tun. Wenn Du Dich zumeist sorgst, ist es die Angst vor der Zukunft, die Du weder vorhersagen noch kontrollieren kannst. Was wird passieren? Werde ich damit fertig? Was ist, wenn ich versage? Im Gegenzug stecken „echte“ Grübler in der Vergangenheit fest. Sie haben etwas für sie persönlich Traumatisches erlebt, haben vielleicht Schuldgefühle entwickelt – und das lähmt und beschäftigt sie bis in die Gegenwart. Warum habe ich das damals getan? Warum habe ich nicht x geheiratet? Warum finde ich keinen Partner? Auch hinter diesen Fragen stecken letztlich Ängste – etwa alleine zu bleiben im Leben, das Wunschziel nicht zu erreichen, nicht liebenswert zu sein usw. usw.

Im bewussten Zustand ist Dir sicherlich vom Kopf her klar, dass solche Ängste nicht logisch oder sogar irrational sind. Jeder Topf findet bekanntlich seinen Deckel, man kann Abschlüsse nachholen, es gibt Typberatungen und Rhetorikkurse etc. Aber emotional fühlt es sich doch so an, als hätte man irgendwie den Zug verpasst, weil man nicht gut genug ist …

Zumal die innere Stimme in Deinem Kopf sich auch immer wieder nachdrücklich zu Wort meldet. Und sie ist ganz groß darin, Dir zu sagen, dass Du Dinge nicht kannst oder nicht liebenswert bist. Sie beschimpft Dich und spricht mit Dir auf eine Art und Weise, die Du bei einem anderen Menschen vermutlich nicht einmal fünf Minuten aushalten würdest. Aber Du selbst gehst so mit Dir um.

Wie Du siehst, ist es wirklich ganz entscheidend, auch einmal grundsätzlich Deine Überzeugungen über Dich selbst zu „entrümpeln“ und neu zu sortieren. Nur wenn Du solche langfristigen Gegenstrategien entwickelst und verfolgst, wirst Du die Grübelei wirklich kontrollieren und überwinden können. Denn dann sind solche Gedanken gar nicht mehr nötig.

7.2.1 Visualisierung (De-Catastrophizing)

Wir Menschen sind kleine Primadonnen. Ganz im Ernst. Wir neigen nämlich zum Generalisieren, dadurch bekommen Ereignisse eine unangemessene Größe und Bedeutung. Wenn mal etwas nicht wie gewünscht klappt, dann sind wir direkt eine „totale Niete“ oder ein „kompletter Versager“. Wird der Job gekündigt, dann denkt man im ersten Moment meist: „Ich werde nie wieder eine Arbeit finden, mein ganzes Leben geht den Bach runter und ich muss unter einer Brücke schlafen.“ Oder nach einer Trennung bist Du möglicherweise davon überzeugt, dass Du nie wieder einen Partner oder eine Partnerin findest.

So suhlen wir uns richtig schön im Selbstmitleid und machen unsere schlechte Stimmung noch übler. Darin sind wir richtig gut. Glücklicherweise haben wir auch das richtige Mittel, diese mächtigen Generalisierungen wieder in den Griff zu bekommen – indem wir einfach unseren Verstand benutzen.

Wenn Du Dich mal wieder bei einer Generalisierung ertappst, rufe Dich selbst bitte wieder zu Ordnung und betrachte das Ganze mal realistisch. Also wenn etwas nicht wunschgemäß geklappt hat, dann nimm bitte mal die Rolle eines neutralen Betrachters ein und wirf noch einmal einen Blick auf die Sache. Wie ist es genau dazu gekommen, dass es nicht geklappt hat? War noch jemand anders beteiligt? Konntest Du das überhaupt bewältigen? Haben Dir vielleicht spezielle Kenntnisse gefehlt? Ist Dein Leben vielleicht gerade extrem stressig, sodass

Du Dich momentan nicht gut konzentrieren kannst? Wie könntest Du zukünftig mit diesen Anforderungen umgehen, um solche Aufgaben besser zu bewältigen?

Und voilá! Mit solchen Fragen erscheint das eigentliche Problem plötzlich wieder so, dass es zu bewältigen ist. Du kriegst den Blick frei für Lösungen und auch die Angst verschwindet so.

Doch das Generalisieren hat noch einen unangenehmen Kollegen: das Katastrophisieren. Klingt blöd – ist es auch. Wir haben nämlich zudem die Tendenz, immer vom Schlimmsten auszugehen. Natürlich könnte man jetzt sagen: Das ist doch gut, denn dann kann ich ja nur noch positiv überrascht werden. Doch so einfach ist es leider nicht. Denn das Katastrophisieren hat enormes Angstpotential und schafft es so häufig, uns in eine echte Handlungsunfähigkeit zu drängen. Also: Bevor ich etwas falsch mache oder ich etwas versuche und scheitere, mache ich lieber gar nichts.

Klar, das geht. Aber ist so ein Leben überhaupt noch lebenswert?

Dabei gibt es gerade gegen das Katastrophisieren eine gute Übung, mit der Du schnell und einfach den inneren Kompass neu justieren kannst. Es handelt sich um eine Visualisierungsübung, die auch als „Ent-Katastrophisieren" bezeichnet werden kann.

Das Mittel der Visualisierungen, also des gezielten Einsatzes von inneren Bildern, stammt aus dem Sport-Mentaltraining. Sie ermöglichen es nämlich, ein perfektes Match oder eine perfekte Runde im Gedanken durchzuspielen. Wieder und wieder. Bis alles passt und jede Bewegung „sitzt". Da unser Gehirn nicht 100 Prozent unterscheidet zwischen einer tatsächlich ausgeführten Bewegung und einer nur vorgestellten Bewegung, können Sportler so wieder und wieder die beste Runde üben. Ohne das Risiko zwischendrin einen Patzer zu machen und neu anfangen zu müssen.

Visualisierungen kann man aber naturlich auch für alle anderen Dinge im Leben nutzen, etwa indem man immer wieder daran denkt, was man gerne erreichen möchte. Möchtest Du einen Abschluss nachholen? Konzentriere Dich z.B. auf das Bild zu dem Moment, in dem Dir Deine Urkunde verliehen wird. Du möchtest abnehmen? Stell Dir vor, wie Du gertenschlank am Strand von Mallorca im Bikini liegst. Welches Bild könnte Dich motivieren?

Dabei sollten nur einige einfache Grundregeln beachtet werden. Du solltest Dich in einem wirklich entspannten Zustand befinden, wenn Du Dich auf eine Visualisierung konzentrieren willst. Bei Entspannung gelangt unser Gehirn in einen veränderten Zustand, erkennbar an den sogenannten Alpha-Wellen, die dann nachweisbar sind. Diese Alpha-Wellen sind optimal für Visualisierungen.

Des Weiteren gibt es einige Regeln für die Motivationsbilder, denn sie müssen passen, damit Du auf sie ansprichst. Welches Bild symbolisiert genau den Zustand, den Du erreichen willst?

Als nächstes musst Du das Wunschbild mit Details anreichern. Je mehr desto besser. Dabei solltest Du alle Deine Sinne mitarbeiten lassen, denn je realer das Bild wird, desto weniger gelingt es Deinem Gehirn, zwischen dem Wunschbild und der Realität zu unterscheiden. Hast Du es erst einmal entdeckt, kannst Du es jederzeit nutzen – auch wenn Dich wieder einmal die Mutlosigkeit überfällt.

Aber ich kann durch das Visualisieren mich ebenfalls wieder im Hier und Jetzt erden – nämlich mit dem Ent-Katastrophisieren. Das ist besonders dann eine sinnvolle Methode, wenn

Du Dich z.B. vor etwas in der Zukunft sorgst. In diesem Fall benötigen wir zunächst drei unterschiedliche Visualisierungen, deshalb solltest Du Dir etwas Zeit nehmen und für Ruhe sorgen.

Erstens: Stell Dir bitte einmal in allen Facetten die Situation vor, die Du befürchtest. Wie sieht es aus? Was passiert? Bist Du direkt beteiligt und kannst etwas spüren? Ist es warm oder kalt? Scheint die Sonne? Was hörst Du? Hast Du einen Geschmack auf der Zunge. Lass Deiner Phantasie wirklich einmal freien Lauf und suhle Dich so richtig schön in Deinem eigenen Grusel vor der Situation.

Dann packst Du bitte das Stopp!-Schild aus.

Zweitens: Jetzt malst Du Dir bitte einmal ebenso detailreich aus, wie Du als grandioser, strahlender Sieger aus dem Ganzen hervorgehst. Wie ist es, ein richtiger Überflieger zu sein, dem alles zufällt?

Wieder das Stopp!-Schild bitte.

Drittens: Und jetzt stellst Du Dir bitte die realistischste Variante vor. Vermutlich geht nicht alles glatt in der Situation, möglicherweise ist es auch etwas holperig, ehe Du zum Ziel kommst.

Aber Du schaffst es – und bist weit von der Katastrophe entfernt, die sich Dir instinktiv aufdrängte. Und genau dieses Bild behältst Du bitte in Gedanken! Denn es ist die wahrscheinlichste Option und ist diejenige, die der Realität am nächsten kommt.

7.2.2 Innere Blockaden lösen - Selbstvertrauen steigern

Ein wesentlicher Punkt für intensives Grübeln ist in der Regel ein geringeres Selbstvertrauen, wie ein Blick auf die typischen Gedankengänge zeigt. Häufig geht es doch darum, dass man sich nicht gut genug für etwas fühlt, den Eindruck hat, etwas nicht zu verdienen, oder aber an einem Punkt in seinem Leben eine schlechte Entscheidung getroffen zu haben und diese nun bedauert.

Kurzum: Ursache ist zumeist, dass die innere Stimme einem sagt, dass man irgendwie ein Versager ist. Oder anders gesagt: Der innere Kritiker ist wieder aktiv.

Wieso ist dieser innere Kritiker aber ausgerechnet bei Dir so aktiv? Wieso haben sich gerade bei Dir innere Blockaden entwickelt, die Dir das Leben so schwer machen? Und überhaupt: Wieso bist Du weniger selbstbewusst als andere, die vielleicht viel weniger können, schlechter aussehen und weniger erreicht haben?

Wenn Du bislang geglaubt hast, dass man entweder selbstbewusst geboren wird oder nicht: Pustekuchen! Das ist nicht korrekt. Selbstbewusstsein hat etwas mit der inneren Haltung zu tun, nicht umsonst wird der Ausdruck gerne synonym verwendet mit dem Begriff Selbstvertrauen. Und das trifft den Sachverhalt eigentlich sogar besser. Sich selbst vertrauen ist eine Eigenschaft, die vor allem durch die Erziehung geprägt wird. Schaffen es Mutter und Vater – oder auch die Familie – einem Kind Vertrauen in die eigenen Fähigkeiten zu vermitteln, so wird es später ein selbstbewusster Mensch. Es wird sich im Leben durchsetzen, im Job erfolgreich sein. Denn so ein Kind ist in der Lage, seine Ideen und Möglichkeiten auszuleben – ohne sich von dem blockieren zu lassen, was „die anderen" sagen oder denken.

Wie entsteht so etwas? Es ist ganz einfach: Hört ein Mädchen immer wieder, dass Mädchen eben nun einmal nicht gut sind in Mathe, so wird es in der Regel weniger intensiv üben – und konsequenterweise in der nächsten Arbeit eine Fünf schreiben. Damit hat es die Bestätigung schwarz auf weiß: Mädchen sind zu dumm für Mathe. Also braucht es auch gar nicht mehr zu lernen … Und so weiter und so weiter.

Ähnlich ergeht es Kindern mit vielen anderen Aussagen und Behauptungen, bei denen es sich vielfach um Klischees oder Glaubenssätze handelt. Und wenn man sie lange genug testet, werden sie auch bestätigt. So installieren sich Blockaden quasi wie von selbst.

Unser Bestimmer? Der innere Kritiker

Solche Blockaden haben die unglückliche Angewohnheit, sich in unsere Gedanken massiv einzumischen. Jeder Mensch redet in Gedanken immer wieder mit sich selbst. Du kennst es sicher auch, dass Du Deine Aktionen kommentierst, dich vielleicht sogar anfeuerst oder lobst. Das ist die gute innere Stimme. Allerdings gibt es da noch eine andere, die uns vor allem ermahnt. Das ist der innere Kritiker. Eigentlich ist das aber die Stimme Deiner Eltern oder der Gesellschaft, die uns immer wieder an Verbote, Spielregeln oder auch Kritik erinnert. Sein Ziel ist es eigentlich erst einmal nur aufzupassen, damit wir nichts Falsches tun. Ansonsten meldet er sich massiv zu Wort – fast so wie ein Spurhalteassistent beim Auto.

Eigentlich erst einmal nichts Schlechtes, unglücklicherweise neigt der innere Kritiker aber dazu, zu einem echten Diktator zu werden. Und er hat einen wirklich rüden Umgangston, denn er scheut sich auch nicht, Dich so richtig fertigzumachen und so schikanieren. Von ihm kommen solche Gedanken wie: „Wenn Du das nicht schaffst, bist Du echt zu blöd für diese Welt!“, „Das war klar, Du bist und bleibst eben ein kompletter Versager!“, „Dich mag sowieso niemand“.

So sollte man nicht mit sich reden lassen!

Selbst – oder gerade – unsere Gedanken im Kopf dürfen nicht so mit uns umgehen!

Denn solche Glaubenssätze, und das sind sie letztendlich, sind für unseren innerlichen Teufelskreis verantwortlich. Wer sich nicht für einen liebenswerten Menschen hält, wird sich selbst so behandeln und den Gedanken auch ausstrahlen. Wer sich selbst immer wieder sagt, dass er nichts taugt, findet auch dafür immer wieder jede Menge Bestätigung.

Wie kannst Du also Deinen inneren Kritiker, die Blockaden in Deinem Kopf, zum Schweigen bringen oder so ummodeln, dass Dich das Ganze nicht mehr so beeinflusst?

Wenn Du bereits damit begonnen hast, Deine Grübelgedanken kritisch unter die Lupe zu nehmen und vielleicht sogar aufzuschreiben, hast Du schon den ersten wichtigen Schritt getan! Denn auf die inneren Selbstgespräche einmal zu achten, ist wichtig, um eine innere Distanz hierzu zu bekommen. Achte einmal gezielt darauf, wie oft Du „nie“ oder „immer“ sagst“ (Immer dasselbe, Du hast versagt. Das konntest Du noch nie!). Mal im Ernst: Das ist garantiert Quatsch! Denn wie heißt es so schön? Immer und nie stimmen nie!

Hast Du es geschafft, Deine negativen Glaubenssätze als das zu entlarven, was sie sind, dann ist endlich Platz für positive Gedanken! Für Gedanken, die Dir helfen, selbstbewusster zu werden.

Affirmationen

Eine gute Hilfe auf dem Weg zu mehr Selbstvertrauen sind die sogenannten „Affirmationen“. Das sind kurze, positiv formulierte Sätze, mit denen sich Dein Gehirn quasi „umprogrammieren“ lässt. Das Ganze funktioniert ein bisschen so wie bei einem Computer: Du installierst damit ein neues Betriebsprogramm. Allerdings ist es beim Gehirn nicht einfach damit getan, dass wir die install.exe anklicken und dann noch zweimal bestätigen. Das Ganze verlangt ein wenig mehr Energie von Dir.

Das eigentliche Prinzip dahinter ist aber simpel: Wenn Du Dir bisher 1.000 Mal im Leben gesagt hast, dass Du nichts kannst und nicht liebenswert bist, dann musst Du Dir mindestens 1.001 Mal selber das Gegenteil sagen. Sprich: Du brauchst einiges an Durchhaltevermögen – aber es lohnt sich wirklich!

Des Weiteren brauchst Du eine Affirmation, die maßgeschneidert ist für Dich. Wenn Du täglich mehrmals vor dem Spiegel stehst und sagst „Ich bin schön, alle lieben mich“ wird es nicht klappen. Kein Wunder, vermutlich musst Du schon beim Aussprechen selber lachen und glaubst Dir nicht! Möglicherweise fühlst Du Dich dann sogar noch schlechter, weil Du es nicht hinbekommen hast.

Wähle also lieber eine Formulierung, die Dir persönlich etwas sagt. Und sie sollte unbedingt positiv formuliert sein! Denn den Ausdruck „NICHT“ überhört unser Gehirn einfach – wie beim Beispiel mit den rosa Elefanten. Außerdem ist es entscheidend, das Ganze in der Gegenwartsform (Präsens) zu bilden, schließlich möchten wir unserem Gehirn ja vermitteln, dass die Eigenschaft eigentlich bereits vorhanden ist. Gut sind beispielsweise Aussagen wie „Ich glaube an mich" o.ä., weil hier der innere Kritiker nicht querschießen kann. Wenn Du mehr Selbstvertrauen möchtest, könnte eine Affirmation etwa so lauten:

„Ich glaube an mich, jeden Tag etwas mehr."

Eine clevere Option ist es außerdem, den gewünschten Sachverhalt zu umschreiben. Überlege dabei, was Du Dir wünscht – damit sind wir übrigens wieder bei den Visualisierungen.

Ganz entscheidend ist es aber, dass die Affirmation DIR etwas sagt. Also höre bei ihrer Wahl auf Dein Bauchgefühl! Löst die Aussage etwas in Dir aus? Wenn nein – noch etwas weiterprobieren.

Hast Du endlich die richtige Affirmation gefunden, geht es an die Umsetzung. Die Devise ist dabei: Je häufiger Du sie Dir vorsprichst, desto besser. Finde die besten Gelegenheiten – zu Hause vorm Spiegel, beim Autofahren, im

Fahrstuhl, schick Dir eine Erinnerungs-Email ... Ein guter Wert wären 10-20 Minuten pro Tag.

Und bitte nicht entmutigen lassen, wenn sich keine Blitzerfolge einstellen! Je nachdem, wie häufig Du trainierst, zeigt sich ein Ergebnis nach rund 30-90 Tagen. Das Gute ist aber: Wenn der Erfolg eintritt, ist er wirklich nachhaltig.

7.2.3 Dem Körper Gutes tun

Was kann uns eine Nonne aus dem Mittelalter in Bezug auf das Thema Stress sagen? Die Antwort: jede Menge! Von Hildegard von Bingen (1098-1179) stammt nämlich der Ausspruch:

„Tu Deinem Körper etwas Gutes, damit die Seele Lust hat, darin zu wohnen!“

Und genau diese Devise sollte man unbedingt beherzigen, wenn man das Grübeln langfristig loswerden möchte. Schließlich möchten wir ja erreichen, dass unsere Seele sich beruhigt und sich wieder wohlfühlt.

Das Schöne dabei: Du hast jede Menge Optionen und kannst Dir die aussuchen, die Dir am meisten liegen und Spaß machen.

Die Nummer 1: Bewegung, Sport, Aktivität ...

Der Klassiker auch bei jeder psychosomatischen Reha! Denn wer sich ordentlich auspowert, hat weder Zeit noch Lust zum Grübeln. Außerdem macht es Spaß zu beobachten, wie man selber fitter, geschickter, leistungsfähiger wird und mehr Kondition bekommt.

Was ist Dein Ding? Laufen, Nordic Walking, Fitnessstudio, Schwimmen, Reiten, Tanzen ...? Probier es aus – und bleib dabei.

Wie gut Bewegung funktioniert, kannst Du auch an dieser kleinen Übung sehen:

Wackele einfach mit den großen Zehen, wenn Du wieder mal ins Grübeln gerätst. Denn das reicht bereits aus, um die Konzentration vom Grübeln abzuziehen. Außerdem löst sich so die muskuläre Verspannung. Fazit: Schon das reicht aus, damit Du Dich sowohl psychisch als auch physisch entspannst!

Wellness

Was tut Dir gut? Sauna? Eine Massage? Ein entspanntes Schaumbad mit einem Sektchen? Gönn Dir so etwas ruhig öfter! Erlaube Dir, Dich zu entspannen und loszulassen.

Bewusster leben

Ernähre Dich gesünder! Iss regelmäßig Dinge, die Deinem Körper gut tun. Du wirst sehen, dass Du mit einer ausgewogenen Ernährung sowie Obst und Gemüse meist schon nach kurzer Zeit deutlich energiegeladener sein wirst.

Kälte

Viele Menschen, die nicht einschlafen können, liegen in einem viel zu warmen Zimmer. Dreh die Heizung aus, lüfte gut durch. Bei Kälte kann man viel besser schlafen und auch einschlafen – außerdem macht es gleich viel mehr Spaß, sich in die Decken zu kuscheln.

Haustiere

Egal ob Hund, Katze oder Maus: Haustiere sind etwas Wunderbares! Wissenschaftliche Forschungen belegen, dass sie gut gegen Depressionen sind, den Blutdruck senken und natürlich auch unsere Laune verbessern. Streicheln ist wunderbar, man hat eine Aufgabe und sie bringen uns immer wieder zum Lachen. Die weltbeste Ablenkung, die es gibt!

Soziale Kontakte

Geh raus – triff Dich mit Leuten! Tausch Dich mit anderen Menschen aus, gerne auch mit den Gedanken, die Dich in Deinem Innersten so sehr beschäftigen. Denn das Motto „Geteiltes Leid ist halbes Leid“ stimmt. Mit anderen Menschen reden bringt wirklich eine deutliche Erleichterung, denn so lassen sich die Gedanken viel besser verarbeiten. Deshalb sind gute Freunde auch so enorm wichtig. Zumal Menschen, die nicht so tief in den Gedanken drin stecken, vielleicht sogar auf eine Lösung kommen.

Entspannungs- und Meditationstechniken

Erlerne Methoden, die es Dir ermöglichen, Dich gezielt in jeder Lebenslage zu entspannen und wieder ins Hier und Jetzt zu kommen. Heutzutage gibt es glücklicherweise mehrere hocheffektive Entspannungsverfahren, die Dir genau das ermöglichen und die leicht zu erlernen sind. Neben dem autogenen Training hat sich hier besonders die Progressive Muskelrelaxation nach Jacobson bewährt. Dabei nimmst Du bewusst den Unterschied zwischen Anspannung und Entspannung von Muskelpartien wahr und wirst zugleich herrlich von Deinen Gedanken abgelenkt.

Eine Alternative stellt das Erlernen von Meditationstechniken dar. Dies dauert zwar bis zur Beherrschung etwas länger, wirkt dann aber oftmals deutlich schneller gegen Grübeleien. In der Regel entspannst Du Dich zunächst dabei, indem Du Deine Atmung bewusst beobachtest. Dann beobachtest Du Deine Gedanken einfach – ohne sie zu bewerten. Und lässt sie dann weiterziehen. Du hast lediglich die Rolle des Beobachters. Stelle Dir den Wecker – zunächst auf fünf Minuten, später kannst Du die Meditation auf zwanzig Minuten ausdehnen.

Lächeln

Last but not least: Lächeln ist die beste Art, um dem Grübeln die Zähne zu zeigen. Wenn Du gute Laune hast, fliegen Dich die negativen Gedanken gar nicht erst an. Anders herum funktioniert es übrigens auch. Denn wenn Du Die Mundwinkel zu einem Lächeln verziehst, „schummelst" Du Deinem Gehirn nämlich quasi gute Laune vor. Und das kann letztlich nicht unterscheiden, aus welchem Anlass Du die Muskeln in die Lächelposition bringst. Fazit: Deine Stimmung verbessert sich.

7.2.4 Runter vom Sofa: Handeln statt Grübeln!

Zu guter Letzt noch ein wirklich wichtiger Ratschlag: Wenn Du zum Grübeln neigst, solltest Du unbedingt lernen, ins Handeln kommen! Das geht schon damit los, dass Du Dir selber verzeihst. Nur wenige Fehler sind wirklich so schlimm, dass man sie unverzeihbar sind. Lerne lieber aus Fehlschlägen, wie Du es bei nächster Gelegenheit besser oder eleganter machst.

Hast Du jemanden wirklich verletzt, so werde aktiv. Sprich: Such das Gespräch! Versuch Dich mit demjenigen auszusprechen. Manchmal ist um Verzeihung zu bitten wirklich eine extrem befreiende Angelegenheit.

Zu guter Letzt: Geh Risiken in Deinem Leben ein! Am besten jeden Tag ein kleines Risiko. Das kann schon sein, jemanden einfach so anzusprechen oder einen alten Bekannten um Verzeihung zu bitten. Das ist unglaublich gut für Dein Selbstvertrauen, setzt Endorphine frei und lässt Dich persönlich-menschlich wachsen. Es lohnt sich. Versprochen.

8. Kurzgefasst: Die 10 Powertipps gegen Grübeln

Du siehst, es gibt wirklich jede Menge Optionen, um das Grübeln in den Griff zu bekommen! Probiere sie aus und finde heraus, welche am besten zu Dir passen und sich besonders gut bewähren im „Ernstfall".

Hier noch einmal kurz und knackig die zehn besten Mittel, um nachhaltig unliebsame Gedankenspiralen in den Griff zu bekommen und ein entspanntes, zufriedenes Leben zu führen:

1. **Bring Deine Gedanken zu Papier.**

2. **Formuliere die Grübelfragen um und komm ins Handeln!**

3. **Akzeptiere Deine Grübelgedanken. Was wollen sie Dir eigentlich mitteilen?**

4. **Sorge für Ablenkung (auspowern, rausgehen, mit Freunden treffen oder telefonieren, aufräumen, bügeln, lesen, Musik hören ...).**

5. Entspann Dich!

6. Richte Grübelzeiten ein.

7. Fokussiere Dich auf das Positive in Deinem Leben.

8. Gehe Risiken ein, lerne etwas Neues.

9. Such die Aussprache!

10. Stelle Dein persönliches Grübel-Notfallset zusammen.

Ich wünsche dir viel Spaß und Erfolg beim Testen!

9. Wenn gar nichts hilft: Professionelle Hilfe

Manchmal kann man üben und üben und üben – doch die Grübelspiralen lassen sich dennoch nicht in den Griff bekommen. Falls es Dir auch so geht: nicht verzweifeln! Hast Du vielleicht schon einmal überlegt, ob Deine quälenden Gedanken möglicherweise Ausdruck einer Erkrankung sein könnten?

Im Kapitel 4.2 wurde ja bereits kurz darauf hingewiesen, dass Grübeleien auch ein wichtiges Symptom von einigen „echten" Erkrankungen sind, etwa einer Depression, einer generalisierten Angststörung oder von einer Zwangserkrankung. Wirf ruhig noch einmal einen schnellen Blick in die Abschnitte und fühle einmal nach, ob das vielleicht auf Dich zutreffen könnte…

Stelle Dir dabei vor allem die Frage: Wie lange grübele ich schon? Länger als sechs Monate? Dann ist möglicherweise eine Therapie angezeigt.

Und bitte keine Angst haben! Die genannten psychischen Erkrankungen sind inzwischen gut behandelbar, doch es ist entscheidend, dass Du Dir fachliche Hilfe und Unterstützung, z.B. durch einen Psychotherapeuten, suchst. Denn extremes Grübeln hat etliche „Nebenwirkungen“, so sinkt die Leistungsfähigkeit beispielsweise nachhaltig.

Scheue Dich nicht, Dir Hilfe zu suchen. Denn mithilfe von Experten lassen sich die Ursachen des Grübelns zumeist kurzfristig aufdecken und die Behandlung bringt ebenfalls schnell Linderung.

Viele der Übungen, die die Therapeuten anwenden werden, wirst Du dann bereits aus diesem Ratgeber kennen. Doch der geschützte Rahmen sowie die Anleitung werden Dir bei der Umsetzung helfen.

10. Ausblick

Glückwunsch! Du hast es bis zum Ende dieses Ratgebers geschafft. Prima!

Das zeigt nämlich, dass es Dir wirklich ernst damit ist, etwas gegen das Grübeln zu unternehmen. Und das wiederum ist schon einmal der erste Schritt in die richtige Richtung – Du kommst nämlich endlich wieder ins Handeln. Also ganz nach dem wunderbaren Motto: Dübeln statt grübeln.

Lass Dich nicht davon entmutigen, wenn Du die Denkschleifen nicht direkt im ersten Anlauf in den Griff bekommst. Schließlich hast Du dabei ja auch eine ganze Menge „Übung“. Die Kunst liegt darin, es gelassen aber dennoch zielstrebig immer wieder neu zu probieren. Behalte dabei das Prinzip der Achtsamkeit im Hinterkopf: Wann sind Deine Anti-Grübel-Techniken erfolgreicher? Hast Du vielleicht eine Kleinigkeit verändert im Gegensatz zum Mal davor? Falls ja: Was genau hast Du geändert? Kannst Du es noch einmal tun? usw.

Behalte nur bitte stets eins im Hinterkopf: Nach Lösungen zu suchen ist nicht der richtige Weg!

Die Fragen, um die sich Deine Grübeleien drehen, lassen sich schlicht und ergreifend nicht beantworten oder lösen. Das liegt außerhalb unserer Macht – jedenfalls in diesem speziellen Zustand. Lenke Dich lieber erstmal ab und verbessere so Deine generelle Stimmung. Ehe Du irgendetwas angehen willst.

Versuche bitte erst nach Lösungen zu schauen, wenn Du NICHT mehr vor Dich hin grübelst. Erst jetzt kannst Du Dich nämlich überhaupt erst wieder so konzentrieren, wie dies für eine Problemlösung nötig ist. Und dann denke konstruktiv nach. Also: Formuliere die Gedanken in richtige, beantwortbare Fragen um.

Dies gibt ebenfalls für die Folgerungen daraus. Sei KONKRET! Also bitte nicht: „Ich muss ein besserer Mensch werden", sondern besser: „Ich werde mich bei xy entschuldigen".

Das wirklich Wunderbare aber an Deiner Entscheidung, endlich das Grübeln zu stoppen, ist die Tatsache, dass Du Dir und Deinem Körper wirklich etwas Gutes tust. Du wirfst nicht nur den Gedanken-Ballast ab, nein, Du verbessert zudem nachhaltig Dein körperliches und seelisches Wohlergehen. Wirklich lohnenswert, oder?

Ich hoffe, ich konnte dir vermitteln, wie sehr mir die Inhalte dieses Buches am Herzen liegen und ich hoffe ebenfalls dass dir dieser Ratgeber gefallen hat. Wenn dem so ist, würde ich mich wahnsinnig über eine Bewertung für das Buch auf Amazon freuen! Als junge Autorin hat man es oft schwer, Sichtbarkeit zu erlangen, doch durch positive Rezensionen kann man es trotzdem bis zu einem gewissen Maß schaffen.

Ich wäre dir also sehr dankbar, wenn du mich dabei unterstützen würdest, damit ich auch in Zukunft meiner Arbeit nachgehen kann, und Menschen wie dir mit meinem Wissen und meinen Erfahrungen helfen kann.

Ich danke dir nochmals für dein Interesse und wüsche dir dafür von ganzem Herzen Alles Gute!

Ina Brunnlandt

Haftungsausschluss

Der Inhalt dieses Buches wurde mit großer Sorgfalt geprüft und erstellt. Für die Vollständigkeit, Richtigkeit und Aktualität der Inhalte kann jedoch keine Garantie oder Gewähr übernommen werden. Der Inhalt dieses Buches repräsentiert die persönliche Erfahrung und Meinung des Autors und dient ausschließlich dem Unterhaltungszweck. Es kann daher keine juristische Verantwortung oder Garantie für den Erfolg der genannten Tipps und Ratschläge übernommen werden. Der Autor übernimmt keine Verantwortung für das Nicht-Erreichen der im Buch beschriebenen Ziele. Dieses Buch enthält Links zu anderen Webseiten. Auf den Inhalt dieser Webseiten hat der Autor keinen Einfluss. Deshalb kann für diesen Inhalt auch keine Gewähr übernommen werden. Für die Inhalte der verlinkten Seiten ist der jeweilige Anbieter oder Betreiber der Seiten verantwortlich. Rechtswidrige Inhalte konnten zum Zeitpunkt der Verlinkung nicht festgestellt werden.

Impressum

Grübeln stoppen

Wie du negative Gedanken loswerden, innere Blockaden lösen und das Gedankenkarussell stoppen kannst

ISBN: 9798613462193

1. Auflage

Kontakt: Stefan Lenz, Donnersdorf 22, AT-8484 Unterpurkla

Coverdesign: Joachim Graschlauer

Lektorat: Henriette Büschwäld

Printed in Poland
by Amazon Fulfillment
Poland Sp. z o.o., Wrocław

56033883R00058